临床肿瘤诊断与治疗实践

李言冰　张世豪　主编

汕头大学出版社

图书在版编目（CIP）数据

临床肿瘤诊断与治疗实践 ／ 李言冰，张世豪主编
. -- 汕头 ： 汕头大学出版社，2022.10
　ISBN 978-7-5658-4854-4

　Ⅰ．①临… Ⅱ．①李… ②张… Ⅲ．①肿瘤－诊疗
Ⅳ．①R73

中国版本图书馆CIP数据核字(2022)第213714号

临床肿瘤诊断与治疗实践

LINCHUANG ZHONGLIU ZHENDUAN YU ZHILIAO SHIJIAN

主　　编: 李言冰　张世豪
责任编辑: 黄洁玲
责任技编: 黄东生
封面设计: 中图时代
出版发行: 汕头大学出版社
　　　　　广东省汕头市大学路 243 号汕头大学校园内　邮政编码: 515063
电　　话: 0754-82904613
印　　刷: 廊坊市海涛印刷有限公司
开　　本: 710 mm×1000 mm　1/16
印　　张: 7.75
字　　数: 130 千字
版　　次: 2022 年 10 月第 1 版
印　　次: 2023 年 4 月第 1 次印刷
定　　价: 88.00 元

ISBN 978-7-5658-4854-4

前　言

　　肿瘤是严重危害人类健康的一类疾病。肿瘤是指机体在各种致病因素作用下，局部组织的细胞在基因水平上失去对其生长的正常调控，导致细胞异常增殖而形成的病变。按生物学特性及对身体的危害程度分三大类型：良性肿瘤、恶性肿瘤以及介于良性和恶性之间的交界性肿瘤。恶性肿瘤根据其组织来源可分为两类："癌"，即上皮组织来源的恶性肿瘤，以血运转移为主；"肉瘤"则是来源于间叶组织的恶性肿瘤，以淋巴道转移多见。除肿瘤本身的持续生长外，恶性肿瘤还可侵犯邻近正常组织并经血管、淋巴管等转移到其他部位，转移是肿瘤致死的主要原因之一。

　　肿瘤是一类古老的疾病，又与现代化进程密切相关。恶性肿瘤的发现可以追溯到 3000 年前。然而直到显微镜应用后，现代肿瘤学才得以建立并逐渐形成目前的科学体系。随着现代医学的进步，恶性肿瘤的治愈率逐渐提高，然而恶性肿瘤的发病率及死亡率依然形势严峻。世界卫生组织公布，全世界每年罹患癌症人数大幅度增长，至今每年检验出的新增癌症病人数已经超过 1400 万名。恶性肿瘤已在我国城乡居民的死因中排第一位。如果不采取有效措施，未来恶性肿瘤"灾情"将愈演愈烈。

　　肿瘤学在未来的发展中，应贯彻以预防为主、早期诊断、早期治疗的方针。阻断肿瘤发生的始动环节，寻找有效控制肿瘤的分子靶点，并针对靶点精准治疗；同时，对各种肿瘤治疗手段综合应用、优化组合，在不同阶段上实现对肿瘤的全面控制，达到降低肿瘤的发病率和死亡率的目的。

　　全书共五章，具体内容包括：第一章肿瘤发生的危险因素；第二章肿瘤的预防；第三章临床放射治疗学；第四章肿瘤药物治疗；第五章肿瘤生物治疗。

由于作者水平所限，书中难免存在缺点和不足，恳请同行专家及广大读者予以批评指正，以便再版修改补充。

作　者

2022 年 3 月

目　录

第一章　肿瘤发生的危险因素

肿瘤的发生是多种因素参与的复杂过程。肿瘤发生的危险因素包括环境因素和遗传因素。大约85%的人类肿瘤的发生与包括化学、物理、生物因素和生活行为方式在内的环境因素相关。然而，暴露于相同环境因素的个体发生肿瘤的危险性并不相同，且许多恶性肿瘤的发生存在明显的家族聚集性，说明除环境因素外，遗传因素在肿瘤的发生中也起重要作用，肿瘤的发生是环境和遗传因素共同作用的结果。

第一节　环境因素

环境因素对肿瘤发病的影响，早在16世纪就为人们所认识。环境因素包括化学因素、物理因素、生物因素和生活行为因素等。其中化学因素是最主要的肿瘤危险因素，主要包括烷化剂类、多环芳香烃类、芳香胺类、偶氮染料、亚硝胺类化合物等几类化学致癌物。物理因素包括各种电离辐射、紫外线、热辐射、强电磁场、长期慢性机械刺激、石棉等。生物因素包括病毒、细菌、真菌、寄生虫等。

一、化学因素

目前认为凡是能引起人或动物肿瘤形成的化学物质统称为化学致癌物。随着现代工业的迅速发展，新的化学物质种类与日俱增。近年来研究发现，对动物或人类有致癌作用的化学物质达2000多种，其中包括天然化学物质和人工合成的化学物质，有些与人们的日常生活息息相关。

（一）化学致癌物的分类

根据其作用方式，化学致癌物可分为直接致癌物、间接致癌物、促癌物三大类。

1. 直接致癌物

进入机体后能直接作用于体内细胞，是一种不需代谢就能诱导正常细胞癌变的化学致癌物。这类化学致癌物的致癌能力较强，作用快速，常用于体外细胞的恶性转化研究。例如，致癌性烷化剂、亚硝酰胺类致癌物等。

2. 间接致癌物

间接致癌物是一种进入机体后需经过体内氧化酶活化，方具有致癌作用的化学致癌物。这类化学致癌物广泛存在于外环境中，例如，致癌性多环芳香烃、芳香胺类、亚硝胺及黄曲霉毒素等。根据其代谢活化的程度，又可将间接致癌物分为：未经代谢活化的、不活泼的前致癌物；经过体内代谢转变为化学性质活泼、寿命极短的近致癌物；由近致癌物进一步转变而成的带正电荷的亲电子的终致癌物。

3. 促癌物

单独作用于机体无致癌作用，但能促进其他致癌物诱发肿瘤形成的一类化学物质。常见的促癌物有巴豆油（佛波醇二酯）、糖精及苯巴比妥等。

（二）常见的化学致癌物

1. 多环芳香烃类

又称多环碳氢化合物，是一类含苯环的化学致癌物。这类化合物的致癌作用强，小剂量应用就能引起局部组织细胞的恶变，例如，3，4-苯并芘、1，2，5，

6-双苯并芘等。这些化合物广泛存在于外环境中，如煤焦油、烟草燃烧的烟雾、工业废气、烤制和熏制的鱼肉等。

2. 芳香胺和偶氮染料

这是一类含有苯环和氮原子，具有较强致癌作用的化学物质，主要存在于各种着色剂、除草剂、防氧化剂及人工合成的染料中。其中，2-萘胺、联苯胺对人有致膀胱癌的作用；食品着色剂二甲基偶氮苯（奶油黄）是肝脏的强致癌物；氨基偶氮苯可引起皮肤癌。

3. 亚硝胺类

可分为亚硝酰胺和亚酰胺两类。亚硝酰胺为直接致癌物，物理性质不稳定，体外实验可使细胞恶性转化，体内实验可诱发动物多种器官肿瘤，如甲基亚硝基脲等。亚硝胺类为间接致癌物，需经体内代谢后才有致癌性，较常见的有二甲基亚硝胺、亚硝基哌嗪等。亚硝胺类化合物广泛存在于空气、水、香烟烟雾、酸菜、熏烤肉类、咸鱼、油煎食品等之中。另外，环境中还存在多种可以合成致癌性亚硝胺的前体物质，如普遍存在于肉类、蔬菜、谷物、烟草、酒类及鱼类中的亚硝酸盐、硝酸盐、二级胺等亚硝胺前体物质，可以在属于酸性环境的胃液中合成相应的亚硝胺。

二、物理因素

物理因素的范围很广，包括各种波段的电磁波、紫外线、热辐射、机械刺激等。其中，电离辐射是最主要的物理性致癌因素，主要包括以短波和高频为特征的电磁辐射及电子、质子、中子等的电离辐射。

（一）电离辐射

1902 年弗列文（Fleven）首次报道了一位使用伦琴管的技术员发生手部鳞癌

的事件，提出电离辐射引发恶性肿瘤问题后，放射致癌病例开始不断出现。原子弹在日本爆炸后，该地区人群白血病的发病率比正常人群明显增高。我国云南锡矿矿工中，肺癌发病率的异常增高与氡电离辐射暴露剂量密切相关。病例-对照研究显示，氡暴露剂量最高的人群发生肺癌的风险比非接触者高 9.5 倍。前瞻性队列研究进一步证实，肺癌发生的相对风险随氡暴露量的增加呈线性上升，每增加一个工作月的暴露时间，相对风险增加 0.6%。电离辐射引起的较常见的肿瘤类型包括：白血病、骨肉瘤、软组织肉瘤、皮肤癌、甲状腺癌、消化道肿瘤和乳腺癌等。电离辐射致癌的主要机制是产生电离，形成自由基，造成 DNA 单链断裂及碱基结构改变等。

（二）紫外线辐射

19 世纪末科学家发现长时间日光暴晒对皮肤癌的发生具有重要作用。其主要依据为：①皮肤的基底细胞癌和鳞状细胞癌好发于常暴露于阳光的部位，例如头颈、手臂等；②皮肤癌发病率在户外工作时间较长的人群中较高；③在同肤色人群中，皮肤癌发病率在低纬度居民中较高，而其他恶性肿瘤无此趋势；④动物实验表明，日光照射中的致癌成分主要是波长为 280~320 nm 的紫外线，一次大剂量照射可诱发肿瘤，一次中等剂量照射可启动细胞癌变。皮肤中的黑色素对紫外线辐射具有屏障作用，因此，不同肤色的人种对紫外线辐射诱发的皮肤癌的敏感性不同，白色人种的发病率是亚洲人的 40 倍。研究发现，紫外线辐射可诱发特异的 DNA 损伤，产生嘧啶二聚体。在人体内核苷酸切除修复系统功能正常的情况下，此种嘧啶二聚体可经酶促光复活修复，阻止细胞发生癌变。而 DNA 修复存在缺陷的病人（如着色性干皮病），由于不能有效修复紫外线辐射产生的 DNA 损伤，导致暴露于阳光的皮肤部位发生肿瘤的风险比正常人升高数百倍。

（三）矿物纤维

石棉是一类天然纤维状的水合硅酸盐矿物的商业名称。由于其具有良好的防火和保温性能，从 20 世纪初开始被广泛应用于建筑材料中。20 世纪五六十年代，在石棉矿工和接触石棉的工人中肺癌和恶性间皮瘤的发生率显著提高。目前，石棉与肺癌及恶性间皮瘤的病因学关系已经确定，我国政府已于 1986 年将暴露于石棉导致的恶性间皮瘤和肺癌定为职业性肿瘤。石棉纤维致癌的机制尚未被完全阐明，动物实验表明，长而细的纤维比短而粗的纤维致癌性更强。体外研究发现，石棉主要通过细胞的吞噬作用进入细胞，聚集于细胞核周围，可能通过诱导DNA 损伤导致染色体畸形和恶性转化。

三、生物因素

生物因素是人类肿瘤的主要病因之一。目前认为，约 1/6 的全球新发恶性肿瘤可归因于感染因素。其中，幽门螺杆菌和胃癌相关，乙型肝炎病毒（hepatitis B virus，HBV）/丙型肝炎病毒（hepatitis C virus，HCV）和肝癌相关，人类乳头瘤病毒（human papilloma virus，HPV）和子宫颈癌相关并占所有与感染相关的肿瘤的 95% 以上。

（一）肝炎病毒与肝细胞癌

HBV 是一种 DINA 病毒，编码序列分为 S、C、P 和 X 4 个开放读码框，编码的相应蛋白分别为表面抗原（HBsAg）、核心抗原（HBcAg）、E 抗原（HBeAg）、X 抗原（HBxAg）和 DNA 聚合酶。血清中 HBsAg、HBcAg、HBeAg 及其相应抗体表达阳性是 HBV 感染的主要标志。

HBV 感染与原发性肝细胞癌之间存在密切关系。流行病学研究发现，肝癌发病率分布范围与慢性 HBV 感染的分布范围一致，且约有 80% 肝细胞癌病人的血清学检测显示为 HBsAg 阳性。比斯利（Beasley）等在中国台湾进行的一项前瞻性队列研究中发现 HBsAg 阳性者肝细胞癌的发病率比阴性者高近 100 倍。随后的许多相关研究进一步证实了上述发现，为建立慢性 HBV 感染与原发性肝细胞癌的因果关系提供了重要的流行病学证据。

HBV 的致癌机制可能是通过炎症反应刺激细胞增生，并招募、激活巨噬细胞等炎症细胞，释放可引起细胞损伤的自由基，导致 DNA 损伤、染色体异常、基因突变，最终使受累细胞生长失控，发展为肿瘤。另外，有研究发现 HBV 可将其 DNA 整合到人肝细胞基因组内，引起肝细胞基因组发生多种缺失、插入、重复或其他突变。对嗜肝病毒基因组结构的分析发现，致癌的哺乳动物病毒比不致癌的禽类病毒在结构上多携带了一个 X 开放读码框，其功能目前还不确定，可能是肝炎病毒的转录因子。

此外，HCV 也与肝癌具有密切关系。HCV 是一种 RNA 病毒，在多项病例-对照研究中发现，HCV 感染病例发生肝癌的相对风险比正常人高近 20 倍。特别是在 HBV 感染率比较低的国家，HCV 感染可能在肝癌发生中起重要作用，例如，在意大利，肝癌病人 HCV 的阳性率为 65%，而其他人群仅为 8%。

（二）人乳头瘤病毒与宫颈癌

HPV 是一种球形 DNA 病毒，能够引起人体皮肤黏膜的鳞状上皮增殖。目前已分离出 130 多种亚型，不同型别可引起不同的临床表现。根据其是否诱发恶性肿瘤，可将 HPV 分为高危险型（HPV-16、HPV-18 等）和低危险型（HPV-6、HPV-11 等）。

20 世纪 70 年代，哈拉尔德·楚尔·豪森（Harald zur Hausen）首先提出了生殖道肿瘤与乳头瘤病毒有关的看法，并于 2008 年因此贡献获得诺贝尔生理学或医学奖。随后的大量分子流行病学研究和实验室研究表明，几乎所有子宫颈癌病例（99%）都可检测到高危型 HPV 的 DNA。1992 年，世界卫生组织（WHO）

宣布高危型 HPV 感染是引起子宫颈癌及其癌前病变的主要因素，而在我国妇女中，高达85%的子宫颈癌是由 HPV-16、HPV-18 型引起的。

HPV 感染一般通过性行为传播，在大多数国家，其感染十分常见。全世界妇女中，约有 3 亿无临床症状的 HPV 感染者，且每年约有 10%～15%的新增病例。但在大量感染者中，只有极少数进展为子宫颈癌，说明机体的免疫系统在 HPV 的清除中起关键作用。大部分妇女感染 HPV 后可在 8～10 个月自行清除，但仍有 5%～10%的妇女呈持续感染状态。当机体免疫防御功能受损后，其对病毒的抑制能力降低，因而具有更高的风险进展为子宫颈癌前病变或子宫颈癌。目前，大量研究结果证明，针对高危型 HPV 的疫苗可以阻止病毒的复制及预防包括子宫颈癌在内的疾病发展，其研究及应用对子宫颈癌的综合防控策略具有重要意义。

（三）幽门螺杆菌与胃癌

除了上述与人类肿瘤相关的病毒以外，细菌和真菌等生物因素也可能与肿瘤相关，其中幽门螺杆菌与胃癌就是一组范例。幽门螺杆菌为革兰阴性、微需氧菌，于 1983 年首次被澳大利亚科学家罗宾·沃伦（J. Robin Warren）和巴里·马歇尔（Barry J. Marshall）从胃内分离，并于 1989 年正式命名。由于其在胃炎、胃溃疡及胃癌的发展过程中起重要作用，1994 年，国际肿瘤研究机构（IarC）将幽门螺杆菌确定为 I 类致癌物。一系列的流行病学研究表明，幽门螺杆菌感染能够增加胃癌的发病风险。国外学者对 16 项研究中的 2284 例病例和 2770 例对照进行数据分析，发现幽门螺杆菌可使胃癌的发病风险提高 2.28 倍。多项独立的研究发现，幽门螺杆菌感染除了可增加胃癌的发病风险，其感染率在胃癌的多阶段癌前病变中随病变程度的逐渐加重而逐渐升高。另外，根除幽门螺杆菌的干预试验表明，抗生素治疗可以减缓萎缩性胃炎、肠上皮化生、异型增生等癌前病变的进展。在一项长达 15 年随访的干预研究中发现，根除幽门螺杆菌可以显著减低胃癌的发病风险。根据近年来大量的研究结果，WHO-IarC 于 2014 年 8 月发布了"根除幽门螺杆菌预防胃癌"的共识报告，建议在胃癌高发的国家进行以人群为基础的根除幽门螺杆菌治疗。

幽门螺杆菌感染致癌的相关机制目前尚不十分明确，可能与炎症反应中诱导产生的内源性 NO^-、$O-2^-$、OH^- 等自由基导致 DNA 损伤和细胞恶性转化相关。另外，上皮细胞与幽门螺杆菌共同培养可引起细胞周期阻滞并影响细胞的增殖和凋亡过程。此外，幽门螺杆菌感染可直接诱发 $P53$、$C-myc$ 等肿瘤相关基因的突变，且可能与 DNA 甲基化及微小核糖核酸（microRNA）等异常相关，共同促进肿瘤的发生。

四、生活行为因素

肿瘤的形成是一个日积月累的过程，与我们的日常生活行为密切相关。WHO 指出，不健康的生活行为和心血管疾病、癌症、中风、意外伤害等的发生密切相关。这里的生活行为是一个广泛的概念，不仅指衣、食、住、行等物质生活，还包括价值观、道德观、审美观、世界观等精神生活。不健康的生活方式主要包括吸烟、酗酒、不合理的膳食结构、营养不平衡、精神紧张、静坐工作和缺乏体育锻炼等。

（一）吸烟

吸烟者比不吸烟者发生肺癌的概率高，而戒烟后，患肺癌的风险降低。每天吸烟的量越多、持续吸烟的时间越长、开始吸烟的年龄越小及吸无过滤嘴香烟越多，发生肺癌的风险越大。另外，被动吸烟者虽然本身不吸烟，但由于身边有吸烟的人，致使被动吸烟者所呼吸的空气中含有烟草燃烧所产生的烟雾，其患肺癌的风险也会增加。吸烟不仅是引起肿瘤的重要的原因，也是引起多种疾病的危险因素，因此，大力提倡戒烟具有十分重要的意义。

（二）饮食习惯

长期大量饮酒与口腔癌、咽喉癌、肝硬化导致的肝癌等疾病的发病相关。此外，与食物有关的各种致癌因素可导致约三分之一的肿瘤发生。例如，熏制食品不仅含有大量的苯并芘和多环芳香烃等致癌物质，同时也含有亚硝胺类致癌物；发霉的花生、玉米及其制品中含有大量的黄曲霉及其毒素，可致肝癌、胃癌、直肠癌等；有些食品添加剂如硝酸钠和亚硝酸钠、糖精等不仅有毒性，而且还有致突变、致畸、致癌作用；酸菜等发酵食品中含有致癌物质亚硝胺及其前体亚硝酸盐和硝酸盐；高脂肪膳食的人群中结直肠癌和乳腺癌的发病率及死亡率较高。因此，改变不良生活习惯，不酗酒，注意合理膳食结构，避免肥胖可以明显降低肿瘤的发生风险。

（三）精神压力

随着现代医学模式向生物-心理-社会医学模式的转变，精神因素在疾病的发生发展过程中的作用越来越引起人们的重视。肿瘤的发生也与精神因素有关，过度紧张、压力较大都是肿瘤发生的危险因素。有研究表明，反复受到失业、离婚等严重刺激，失望、自卑、感情压抑等精神状态持续 6~18 个月，可能诱发成年人肿瘤。在临床实践中，不少肿瘤病人在发病前曾有过精神创伤。

第二节　遗传因素

目前认为，环境因素是肿瘤发生的始动因素，但是同样暴露于特定的环境因素的人群中仅有少数人发生肿瘤。因此个人的遗传因素在肿瘤的发生发展过程中也起重要作用，其决定了肿瘤的易感性。在目前已知的遗传因素中，主要有两种机制导致某些个体对肿瘤易感。一是通过遗传获得癌变通路中关键基因（肿瘤抑制基因和癌基因）的胚系突变；二是通过遗传获得的突变基因可改变携带者对环境因素的敏感性。癌变通路中关键基因突变常导致遗传性家族性肿瘤综合征，而遗传多态性则一般不显现疾病表型。

一、遗传性家族性肿瘤综合征

遗传性家族性肿瘤与散发性肿瘤相比具有明显的特点，例如发病年龄早；具有明显的家族聚集现象；常有多个原发癌，累及双侧器官；常伴随畸形、免疫功能低下等其他异常；能够在体细胞中检测到肿瘤关键基因异常。目前人们已经鉴定出一些高度外显的肿瘤通路上的关键基因，主要涉及肿瘤抑制基因、癌基因和DNA 修复基因等。

二、肿瘤的遗传易感性

尽管我们已经发现了许多肿瘤相关基因，但遗传性肿瘤只占极少部分，大多数常见肿瘤是散发性的。散发性肿瘤的遗传易感性因素尚没有被完全阐明。近年来，国内外学者对具有低外显度的肿瘤易感基因进行了大量研究，发现一些易感基因多态性与一些常见的散发性肿瘤的发病风险密切相关。

基因多态性在本质上是染色体 DNA 中核苷酸排列顺序的差异性，其中单核苷酸多态（single nucleotide olymorphisms，SNP）是基因组中最丰富的遗传变异形式，其定义为单个碱基的变异在人群中出现的频率大于 1%，是决定个体之间遗传差异的重要物质基础，它占所有已知多态性的 90% 以上。SNP 在人类基因组中广泛存在，平均每 500~1000 个碱基对中就有 1 个，估计其总数可达 300 万个，甚至更多。SNP 与肿瘤发生的关系是近年来肿瘤病因和分子流行病学领域最受关注的科学问题之一。有些 SNP 虽然并不直接改变基因的表达水平，但由于它与某些疾病基因相邻，而成为重要的标记。传统的 SNP 研究多采用候选基因策略，即根据基因功能选择某个或某几个基因的单个或几个 SNP 位点进行关联分析。

第二章　肿瘤的预防

　　癌症带来的全球性威胁程度正以惊人的速度变大，癌症导致的死亡已经成为疾病相关死亡的最主要原因。各个国家为了治疗癌症投入了巨大的社会资源，但仅靠治疗人类几乎无法赢得与癌症的抗争。该报告也指出，癌症在很大程度上是可以避免的，大约三分之一的癌症可以预防；三分之一的癌症可以通过早期发现、早期诊断和早期治疗获得治愈；对于晚期肿瘤的病人，可以通过不断进步的手术、放疗、药物、营养支持及心理支持等手段减少病人的肿瘤负荷、减轻肿瘤造成的痛苦，提高生活质量，延长病人的生存期，但除了极少数病人之外，目前的医疗水平很难达到治愈癌症的水平。因此，提高预防水平是人类以最低的痛苦代价、最少的生命代价及最少的医疗资源投入来治疗肿瘤的关键。

第一节　肿瘤的三级预防

　　肿瘤的三级预防作为肿瘤流行病学的主要研究和工作内容，分为一级预防即病因学预防，二级预防即发病学预防，设法预防癌症的复发及转移的三级预防。

　　肿瘤的病因非常复杂，到目前为止，大多数肿瘤的病因还没有被完全揭示。瘤细胞的转变包括启动、促进和发展等多阶段的过程，其中最重要的是从癌前病变进展到恶性肿瘤阶段。人类常暴露于复杂的致癌因素下，这给肿瘤的病因学研究带来巨大的挑战。现在普遍认为绝大多数肿瘤的发生是环境因素和遗传因素相互作用的结果。环境因素主要包括以下3种：①化学因素，如石棉、尼古丁、黄曲霉毒素、砷等；②物理因素，如紫外线和离子辐射等；③生物因素，如某些病毒、细菌和寄生虫感染等。肿瘤分布的地理差异、移民流行病学、动物致癌实验以及人类细胞体外恶性转化实验的结果都支持环境因素是大多数肿瘤的病因。通过不使用烟草、健康饮食、加强身体锻炼可根除诱导癌症的感染，可预防约40%的癌症发生。然而同样暴露于特定的环境中，不同的人又体现出明显的个体差异，提示宿主个体因素如遗传特性、年龄、性别、免疫和营养状况等在肿瘤的发生中也起重要作用。随着人类对肿瘤这一顽症认识的不断深化，逐渐意识到预防是抗击肿瘤最有效的武器。

一、一级预防

一级预防即病因预防。目的是预防肿瘤的发生，通过对致癌病因和危险因素的研究，有针对性地采取预防措施来控制及消除致癌因素，对癌症"防患于未然"。针对包括化学、物理、生物等具体致癌、促癌因素和体内外致病条件，采取预防措施，加强环境保护，对饮食习惯、营养、职业危害合理干预，倡导健康的生活方式，减少致癌因素，增进身心健康。

（一）针对肿瘤危险因素的预防（控制化学、物理、生物等环境因素）

1. 化学因素的控制

（1）消除化学有害物质对环境的污染：研究高效的检测手段和制定环境化学致癌物在空气、水源、土壤等的排放标准，并通过立法加以严格限制。许多化合物和重金属都具有致癌性，如香烟和汽车尾气中的苯并芘可以引起皮肤癌和肺癌；黄曲霉产生的黄曲霉毒素可能引发肝癌；砷可引起皮肤癌、肺癌和肝癌；目前公认的化学致癌物还有石棉、铬、镍、煤焦油、芥子气、矿物油、二氯甲醚等。我国目前工业生产、交通、生活能源供应等方面排放大量的致癌物质，如汽车尾气中的碳氢化合物约有100多种，其中包括苯并芘、二硝苯芘等很多成分是强致癌物和致突变物。我国的汽车尾气排放标准逐年提高，但目前依然落后于发达国家，尤其是广大农村和经济欠发达地区。全世界由于家用燃煤导致室内空气污染而造成的肺癌死亡病例约占肺癌死亡总数的 1.5%，尤其是对于那些从不吸烟的妇女而言，燃煤造成的室内空气污染使她们的肺癌发生风险倍增。工厂排放的废气废水对空气、水源及土壤污染是持久并且难以短时期清除的。污染空气中的可吸入颗粒物的主要组成成分是硫酸盐、硝酸盐、氨、氯化钠、碳、矿物粉尘和水。这些颗粒根据它们的气动直径加以界定，例如 PM_{10}（气动直径小于 10 μm 的颗粒）或 $PM_{2.5}$（气动直径小于 2.5 μm），后者更具危险性，因为它们被吸入后可能抵达细支气管壁，并干扰肺内的气体交换。对颗粒的长期暴露可诱发心血管病、呼吸道疾病以及肺癌，并使死亡率提高。有研究认为我国的雾霾污染不仅源于工业化进程中工业污染生成的二次气溶胶颗粒，还源于广大农村土壤、水源严重污染导致以微生物为主的二次气溶胶颗粒，二者的叠加效应导致雾霾的快速形成与扩散。

（2）尽量消除和避免职业危害：在工作环境中，有 40 多种物质对人类有致癌性，如石棉可导致肺癌、恶性间皮瘤；联苯胺可导致膀胱癌；苯可导致白血病；氯甲醚可导致肺癌；砷可导致肺癌、皮肤癌等。这些物质被归类为职业致癌物，若工作期间不可避免接触到以上化学物质，企业应提供有效、全面的防护措施，并为接触人员提供定期的体检。

2. 物理因素的控制

主要包括电离辐射、紫外线辐射、高频电流、微波、物理损伤、噪声等。通过对日本原子弹幸存者的流行病学研究以及对医学和职业辐射暴露群体的研究表明，电离辐射可能诱发白血病和多种实体肿瘤，年轻时遭受暴露带来的风险更高。据估计，因居住地土壤和建筑材料中的氡气暴露导致的肺癌病例占肺癌总数的 3%~14%，仅次于吸烟的危害。家庭中的氡气浓度可以通过改善通风环境和密封地板及墙面得到改善。对放射性医学操作进行恰当规定，规范操作，加强职业保护，改善与升级技术等以降低辐射剂量。紫外线辐射可导致所有主要类型的皮肤癌，如基底细胞癌、鳞状细胞癌和黑色素瘤等。避免过度暴露，使用防晒霜和保护性服装都是有效的预防性措施。基于紫外线发射型肤色仪器与皮肤和眼黑素瘤之间的相关性研究，此类设备现在也被列为对人类致癌类设备。

3. 生物因素的控制

病毒、细菌及寄生虫的感染导致癌症死亡在发展中国家占近22%，而发达国家则占6%。乙型肝炎病毒（HBV）和丙型肝炎病毒（HCV）感染可以引发肝癌；人乳头状瘤病毒（HPV）感染导致宫颈癌；幽门螺旋杆菌会增加患胃癌的风险。一些地区血吸虫等寄生虫感染增加患膀胱癌的风险，肝吸虫会增加胆管癌的风险。通过切断传播途径、疫苗接种及感染的根治性治疗等手段，可以有效预防以上感染所致的肿瘤。我国是肝癌高发地区，HBV的感染率达60%，携带率大于10%。HBV感染是造成慢性肝炎、肝硬化及肝癌的主要原因。我国肝癌病人中80%~90%有乙型肝炎病史，控制HBV感染的主要途径是切断母婴传播，保证输血安全及新生儿乙肝疫苗接种等措施，国家已经将乙肝病毒疫苗接种纳入儿童计划免疫，并有专项资金保障。分餐制避免交叉感染并保证有效的抗幽门螺旋杆菌治疗，被证实可预防胃癌及胃黏膜相关淋巴瘤的发生和发展。宫颈癌是全世界妇女的常见恶性肿瘤之一，每年确诊的新发病例超过50万例。HPV疫苗经美国食品药品监督管理局（美国FDA）批准上市，推荐年龄在9至13岁的女孩使用，可以有效防止16型和18型HPV的感染。这两种类型的病毒感染导致全球约70%的宫颈癌病例，HPV疫苗如能在全世界推广，有望进一步降低全世界宫颈癌的发病率。

（二）选择健康的生活方式

1. 控制吸烟

研究表明，吸烟是多种肿瘤发生的危险因素，包括肺癌、食管癌、口腔癌、咽喉癌、肾癌、膀胱癌、胰腺癌、胃癌和宫颈癌等。大约 70% 的肺癌由吸烟引起，二手烟也被证明能够使不吸烟者罹患肺癌。无烟烟草包括口用烟草、嚼烟或鼻烟与口腔癌、食管癌和胰腺癌等密切相关。烟草使用是全世界癌症死亡的最大可避免风险因素，因此控烟成为世界和我国癌症预防与控制的主要策略。控制吸烟可减少大约 80% 以上的肺癌和 30% 的总癌症死亡，其有效性已被广泛的实践和循证医学所验证。此外控烟可减少慢性肺病、脑卒中、缺血性心脏病和肺结核等疾病的发生和发展。

2. 节制饮酒

酒精是一种辅助致癌物，大量饮酒是导致包括口腔癌、咽癌、喉癌、食管癌、肝癌、结肠直肠癌和乳腺癌在内的多种肿瘤的风险因素。罹患肿瘤的风险随着酒精摄入量的增加而增加，如果在大量饮酒的同时还大量吸烟，罹患多种肿瘤的风险会进一步提高。与酒精相关的口腔癌、口咽癌、食管癌和肝癌在男性和女性群体中有所不同，其主要原因是平均摄入水平的差异。通过控制每日饮酒量和饮用低度酒等方式，可以预防相关肿瘤的发生。对于常规饮酒人群，世界癌症基金会建议男性每日饮酒量应不超过相当于 20~30 g 乙醇含量，女性则应低于 10~15 g 乙醇含量。

3. 合理膳食

缺乏运动、不良饮食习惯、超重和肥胖与多种类型的癌症相关，如食管癌、结肠直肠癌、乳腺癌、子宫内膜癌和肾癌。定期锻炼身体、保持健康体重加上健康饮食是控制癌症的一项重要方法。重视膳食结构，饮食中水果和蔬菜含量高可能对多种癌症起到预防作用。相反，过量食用红肉和烟熏、腌制肉类可能会增加患结直肠癌的风险。改进食品的加工、烹饪、贮存方法，如煎炸食物的油温控制和避免食用油反复应用，尽量少用防腐剂等食品添加剂，改善贮存方法及条件，防止食物发霉。另外，健康的饮食习惯还能降低患心血管疾病的风险。《中国居民膳食指南》倡导健康生活方式，如控制体重和适当运动；食物多样化，多吃蔬菜和水果；少吃腌制食品和食盐等。应特别注意对少儿及青少年健康生活方式的教育和良好饮食习惯的培养。

二、二级预防

二级预防即临床前预防或"三早"预防。目的是防止初发肿瘤的进一步发展，针对高危人群进行癌前病变或早期肿瘤阶段的筛查，采取早期发现、早期诊断、早期治疗的"三早"措施。WHO的报告中认为三分之一的病人是可以通过二级预防做到肿瘤早期诊治，阻止或减缓疾病的发展，降低病人的病死率，大多数病人可以达到根治目的，恢复健康。还要提倡"三前"即癌前发现、癌前诊断、癌前治疗。40岁以上的成年人应该每年体检一次。癌症如能实现"三早""三前"，疗效好，远期生存率高，预后远好于中晚期癌症，成本-效益高。因此，及时体检是一种有效而经济的健康投资。

（一）认识癌症的早期症状

癌症的早期发现可以显著增加成功根治的机会。提升癌症早期发现率的主要途径是肿瘤的早期诊断和对高危人群的筛查。

早期的癌症可能没有明显的症状，或者症状特异性不强，只有尽早识别癌症的早期征兆并及时采取措施，才能实现早期诊断。因此，加强公众健康教育，医生、护士及相关卫生保健人员通力合作，提升全员对患癌症早期信号的认识，将对改善恶性肿瘤的预后有极大的帮助。癌症的早期症状包括：①肿块，尤其是持续增长的肿块；②无法缓解的疼痛；③异常出血，如便中带血，咳痰带血，不正常的血性分泌物等；④持续的消化不良、腹胀、食欲减退、体重明显减轻；⑤声音嘶哑；⑥异物感、进行性吞咽困难；⑦经久不愈的溃疡，如发生于胃、口腔、宫颈的慢性溃疡；⑧大便习惯和性状的改变；⑨不明原因的发热；⑩疲乏、虚弱及不易恢复的疲劳。乳腺、宫颈、口腔、喉、结直肠和皮肤等部位癌症的早期诊断尤为重要。

（二）制定合理的癌症筛查策略

肿瘤筛查，或称作普查，是针对无症状人群的一种人群防癌措施，使用简单有效的检测方法来识别个体是否患有特定疾病。如乳房 X 线检查用于乳腺癌筛查和使用细胞学检查筛查宫颈癌。开展的筛查项目的有效性必须得到充分的验证，筛查方法具有较高的灵敏度和特异性，配备的人员、设备等资源要足以涵盖几乎所有的目标群体，具有有效的措施应对早期发现的异常结果，早期治疗的预后会明显得到改善，符合成本-效益原则。WHO 基于现有的证据提出只有乳腺癌和宫颈癌适合进行大规模的人群普查。

肿瘤筛查可分为机会性筛查和群体普查两种。机会性筛查是妇女个体主动或自愿到提供乳腺筛查的医疗机构进行相关检查；群体普查是社区或单位实体有组织地为适龄妇女提供乳腺筛查。《中国抗癌协会乳腺癌诊治指南与规范（2021 版）》建议：①机会性筛查一般建议 40 岁开始，但对于一些乳腺癌高危人群可将筛查起始年龄提前到 20 岁；②群体筛查国内暂无推荐年龄，国际上推荐 40~50 岁开始，目前国内开展的群体筛查采用的年龄均属于研究或探索性质，缺乏严格随机对照研究的不同年龄成本效益分析数据。对于最常见的妇科恶性肿瘤之一，国内外几乎每年都会对宫颈癌以及癌前病变早期检测的筛查指南进行更新，最大化筛查的益处、最小化筛查的潜在危害，即需要识别可能进展为浸润癌的癌前病变，并避免对过性感染及其相应的良性病变的不必要探查和治疗。美国妇产科医师学会（ACOG）2016 年 1 月发布的子宫颈癌的筛查和预防实践指南建议：女性应从 21 岁起开始进行宫颈癌筛查。21～29 岁女性仅进行宫颈细胞学筛查，每 3 年 1 次。30～65 岁女性推荐每 5 年进行 1 次细胞学加检测的联合筛查；液基及传统涂片法都是可以接受的筛查手段。

（三）确定肿瘤的高危人群

肿瘤的高危人群是指那些具有发生某种或多种肿瘤的高度危险的人群。临床实践和大量的流行病学调查证实，在肿瘤的高危人群中发生肿瘤的可能性远远高于一般人群几倍甚至几十倍，这些人群便成为肿瘤预防的重点关注对象。目前对于肺癌、食管癌、胃癌、肝癌、宫颈癌、乳腺癌、大肠癌等肿瘤的高危人群，多国指南都有明确界定，并根据流行病学最新研究成果不断更新，这有利于对高危人群制定筛查策略，开展防癌健康教育，推荐有癌症家族史或者有高危行为的人定期自我检查和参加健康体检，达到防病早治的目的。

（四）重视癌前病变的治疗

癌前病变是一个组织病理学诊断，是肿瘤由良性向恶性转化的过渡阶段。癌前病变相对于癌症来说尚处在可逆阶段，虽然不是所有的癌前病变都会最终发展成癌症，但做到早期发现，依据循证医学和权威机构制定的肿瘤诊治指南进行规范化诊疗，阻断其向癌症方面继续发展，势必会降低癌症的发病率，这也是肿瘤预防的重要环节。如对黏膜白斑、交界痣、萎缩性胃炎、慢性肝炎和肝硬化、结直肠多发性腺瘤性息肉、宫颈重度不典型增生等进行适当的治疗。

三、三级预防

三级预防即临床预防或康复性预防，目的是防止肿瘤的进一步恶化，减少并发症，防止致残，延长生存期及提高病人生活质量。

主要方法是采取多学科综合诊治（MDT），根据病人的身心状态，肿瘤病理类型、侵犯部位与范围、增长趋势，结合肿瘤细胞分子生物学特性的改变，正确选择合理、最佳的诊疗方案，包括手术治疗、化学治疗、放射治疗、免疫治疗、内分泌治疗、靶向治疗、中医中药治疗、WHO 三阶梯止痛治疗、康复、姑息支持治疗、临终关怀等措施，继而减轻肿瘤引起的疼痛，缓解疾病给病人及其家庭带来的痛苦。

三级预防的主要内容有：癌症的综合诊治、规范化、个体化及精准治疗；给予病人及病人家庭的成员的心理和情绪的关怀与支持；西医为主，中医配合模式的中西医结合治疗；饮食营养的支持；康复病人对癌症复发转移的预防；晚期癌症病人的姑息性治疗与临终关怀等。

第二节　肿瘤的化学干预

肿瘤的化学干预就是用天然、合成化合物或生物制剂阻止、减缓乃至逆转癌症的发生发展过程，从而达到降低癌症发生率和死亡率的目的。"化学预防"的概念由美国药理学家迈克尔·B·斯伯恩（Michael B. sporn）于 1976 年首次提出，其理论基础是认为癌症是多阶段的由慢性炎症、非典型增生逐渐恶性转化的慢性病理生理过程。因此针对癌症的始发、促进和进展各个演变阶段进行主动的"趋利"干预，进而阻止癌前病变进一步发展甚至向正常组织逆转。

针对三级预防，化学预防主要对象可以是存在特定发病危险因素的健康人群；具有癌前病变的高危人群，通过化学干预防止其向癌症转变；也可以是癌症治愈后的人群，防止癌症的复发和二次肿瘤的发生。常用的化学预防制剂如下。

（1）天然物质或天然提取物：如维生素 A 类（视黄醇类），维生素 C 和维生素 E 等天然抗氧化剂，绿茶中的茶多酚、葡萄酒中的白藜芦醇、番茄中的番茄红素等天然成分，被多数学者认为通过清除氧自由基等作用可以有效降低胃肠道肿瘤、肺癌及前列腺癌等的发病风险。

（2）化学合成药物：如低剂量阿司匹林可使结肠腺瘤和腺癌发生风险下降40%～50%，尤其是有家族史和家族性遗传背景的人群（家族性腺瘤性息肉病、林奇综合征等）；有研究指出非甾体类抗炎药服用时间长于10年的女性，其乳腺癌发病率降低28%。服用阿司匹林服药剂量高于100 mg/d的女性，其乳腺癌发病风险降低21%；三苯氧胺被多项随机对照研究证明可以降低HER-2阳性乳腺癌的发病风险；多项研究和系统分析提出服用二甲双胍的2型糖尿病病人罹患肠癌的风险显著低于未服用该药的病人。

（3）疫苗类：感染因素是很多恶性肿瘤的首要病因，我国作为HBV感染大国，1992年起乙肝疫苗被广泛应用，2000年后我国采取了新生儿免费乙肝疫苗接种政策，从源头阻止慢性乙型肝炎—肝硬化—肝细胞癌"三部曲"的发生。早在2006年，HPV疫苗经美国FDA批准上市，成为世界上首个用于预防癌症的疫苗。

肿瘤化学预防的机制主要有：①抗氧化活性：清除氧自由基，抑制花生四烯酸代谢等；②抗增殖活性：抑制癌基因活性，调节激素、生长因子、信号转导活性，诱导细胞分化，调节免疫应答，诱导细胞凋亡，平衡DNA甲基化，抑制血管生成、抗炎等；③致癌物质阻断：抑制致癌物的生成、激活、吸收，阻止致癌物与DNA结合，增强DNA修复能力，提高机体解毒能力，促进致癌物失活等。

第三节　肿瘤的预防与控制策略

一、加强肿瘤预防指南规范和法治建设

肿瘤的预防控制工作的顺利实施，任重道远，需要多方通力合作，尤其是加强我国卫生行政主管部门对肿瘤控制工作的管理，明确各政府执行部门的责任分

工与完善协调机制，将肿瘤的预防和控制工作纳入社会发展规划和卫生保健规划。各级政府和职能部门牵头，各级卫生协会组织专家制定肿瘤预防控制规划和具体计划，明确目标和责任，落实预防经费，制定肿瘤防治规范和筛查指南，为中国人群流行病学调查提供学术支持，推动相应的法律法规的建设与完善，强化医疗卫生机构在肿瘤预防控制中的作用与责任。

二、增加公共卫生资源在肿瘤预防的投入

随着国家经济的发展，政府对肿瘤防治工作应加大经费投入，提高公共卫生占卫生事业费的比例，多渠道筹资，尽可能地争取社会资金和基金的支持，加强肿瘤预防人员培训、培养以及相应物质配备，医学教育机构及各级医学会、协会组织应积极开展肿瘤专科教育、继续教育以及网络教育等。用现代最新研究成果和先进技术，推动癌症防治工作的开展及完善。通过实际的经验与科学调查，论证肿瘤防治的成本-效益，调动全社会的力量和积极性，推广"预防为主"的肿瘤预防观。

三、完善癌症管理控制与肿瘤登记系统

建立国家和省、市、县三级癌症防治组织领导体系及技术服务体系，建设一支具有创造能力和团队精神的肿瘤防治队伍，充分担负起肿瘤预防控制的任务。尽快完善肿瘤登记系统和肿瘤危险因素信息系统，并予以公开化和普及化，给政府、肿瘤防控工作者和老百姓提供准确、科学的肿瘤防控信息。肿瘤登记工作是预防控制工作的基础，是预防控制工作策略制订与调整的依据。因此，应当建立健全的全国肿瘤登记系统，扩大其覆盖面，加强相关人员的能力培训，提高数据质量，确保数据的可利用性。

四、治理环境污染、保障食品卫生安全

研究表明，80%的肿瘤与环境因素有关，环境中的化学、生物、物理因素以及各因素的相互交织会引起肿瘤的发生。应该积极采取有效的措施，依靠全社会的力量，治理环境污染，减少各种有害环境因素。如今食品安全已经成为社会的热门话题，食物污染带来的危害已引起极大关注。食物中的硝酸盐进体内后可转化成致癌物亚硝酸盐，黄曲霉毒素是诱发肝癌另一大"元凶"。因此要建立严格的食品卫生标准和完善的食品卫生监督体系，严格执法，制止这些问题的出现。

五、建立以社区预防为中心的三级肿瘤防治体系

基于信息协作平台的社区医院和二、三级医院组成的肿瘤三级防治网络，由社区医院负责健康教育，肿瘤早期筛查；二、三级医院进行技术指导。充分利用社区医院的优势开展肿瘤防治，构建以社区医院为重点，二、三级医院协同的防治网络。普及肿瘤科普知识、进行社区高危人群筛查，使居民不出社区，即可获得肿瘤防治知识和预防手段，实现了肿瘤防治的重心前移。

六、加强健康教育、国内、国际广泛交流与合作

充分利用网络和自媒体的便利，加强健康教育和肿瘤防治知识宣传，普及防治知识是有效预防肿瘤发病的重要措施。通过健康教育，使群众对肿瘤的预防和控制的知识有新的认识，认识到肿瘤是可以预防和治愈的，不良生活方式的改变会减少肿瘤的发生风险。促进国内、国际的学术交流与合作，学习发达国家先进的肿瘤防治手段，实施符合我国国情的肿瘤防治与控制策略。

第三章　临床放射治疗学

第一节　临床放射治疗学概论

一、放射治疗的地位和作用

放射治疗目的分为：根治性放射治疗、辅助性放射治疗和姑息性放射治疗。根治性放射治疗是指在给予足够剂量的放射治疗后肿瘤治愈，病人可获得长期生存，在治疗过程中或治疗后可能会发生一些不可避免的放射治疗毒性反应，但在可接受的限度内。根治性放射治疗常用于鼻咽癌、头颈部恶性肿瘤、食管癌、肺癌、肛管癌、宫颈癌等。辅助性放射治疗是指手术治疗前后予以一定剂量的放射治疗，从而达到更好的肿瘤控制。辅助性放射治疗常用于头颈部恶性肿瘤、食管癌、胃癌、直肠癌、乳腺癌、原发中枢神经系统肿瘤、软组织肉瘤等。姑息性放射治疗的目的在于缓解症状，延长寿命及在一定程度上控制肿瘤，一般放射治疗的剂量较低，不会产生严重的毒性反应。姑息性放射治疗常用于转移病灶（骨、脑、内脏转移等）和症状性的晚期肿瘤（咯血、憋气、梗阻等）。本章节着重讲解在常见恶性肿瘤以及转移性肿瘤中放射治疗的价值。

放射治疗也可用于部分良性疾病的治疗，如色素沉着绒毛结节性滑膜炎、皮肤瘢痕等良性病变，因放射治疗可诱发恶性肿瘤，良性疾病应谨慎使用。

二、综合治疗的定义和作用机理

恶性肿瘤治疗后的五年生存率达 50% 左右，生存率提高的原因主要在于早期病人比例的升高以及肿瘤综合治疗的发展。综合治疗不是简单选择手术、放射治疗、药物治疗，而是结合病人的肿瘤特点、并发症以及病人的期望等，施行目的明确、有根据、有计划且合理的综合治疗手段。

放射治疗与手术综合治疗包括术前放射治疗、术中放射治疗和术后放射治疗。术前放射治疗：优点是照射可使肿瘤缩小，减少手术野内癌细胞的污染，减小手术的切除范围，从而降低癌细胞的生命力，减少播散；缺点是无病理指导，延迟手术。术前放射治疗价值较为肯定的疾病有头颈部恶性肿瘤、肺尖癌、食管癌、直肠癌、软组织恶性肿瘤等。术中放射治疗：优点是在直视下进行照射，靶区清楚，可很好保护正常组织；缺点是只能照射一次，不符合分次照射原则。目前临床常用在手术难以完整切除的胰腺癌等。术后放射治疗：优点是大部分肿瘤已被切除，有手术及病理指导放射治疗；缺点是血运不足可能造成残存的癌细胞处于乏氧状态，对放射治疗不敏感。研究中较多证据的有乳腺癌、脑瘤、胃癌等。

放化综合治疗的理论基础是基于两者的空间协同作用，其前提是放疗能够有效地控制局部和区域病变，化疗能够有效地控制亚临床转移病灶，从而提高患者生存率。随着肿瘤化疗临床经验的积累，肿瘤化疗与放疗的顺序在不断调整，出现了诱导化疗、夹心化疗等不同综合治疗形式，总称为序惯性放化综合治疗。目前研究认为放化疗相互作用的机制有：空间协同作用、时相协同作用、作用于不同细胞周期时相、缩小肿瘤体积、增加肿瘤细胞再氧合、选择性作用于乏氧细胞、细胞动力学协同作用、对 DNA 损伤和修复的影响、增加细胞凋亡等。放化疗同时应用于一些肿瘤，不但可以增加局部疗效，而且可以减少或消灭远处转移，不过会增加全身毒性或局部毒性反应。大量循证医学证据提示同步放化疗适合局部晚期无法手术的头颈部恶性肿瘤、局部晚期鼻咽癌、局部晚期非小细胞肺癌、局限期小细胞肺癌、局部晚期无法手术的食管癌、肛管癌和宫颈癌等。先化疗后放疗主要在一些肿瘤高危远处转移或全身肿瘤负荷较大的疾病，临床常用于各种淋巴瘤、晚期鼻咽癌、广泛期小细胞肺癌等。

基于已知的放射生物学机制和分子靶向治疗的理论基础，目前临床中已有放射治疗联合分子靶向药物的研究，部分已在临床中广泛应用。放疗合并分子靶向治疗在局部晚期头颈部肿瘤的临床研究已获得明显的效果。分子靶向治疗合并放疗与同步放化疗相比，由于给药方便，无骨髓抑制和消化道副作用小，能够保证患者较好的生活质量，目前在非小细胞肺癌和食管癌中开展了一系列的研究。

随着近几年免疫治疗的活跃，有研究开始探讨放射治疗与免疫治疗的联合。既往研究认为放射治疗抑制病人的免疫功能，近年研究提示放射治疗后会激活免疫功能，免疫功能的激活会进一步改善放射治疗的局部控制。目前临床中正开始一系列研究以评价放射治疗与免疫治疗联合的安全性和有效性，并进一步探讨放射治疗和免疫治疗联合的具体顺序、放射治疗总剂量、放射治疗分割方案以及放射治疗的部位等。

三、放射治疗流程

整个放射治疗过程由放射肿瘤医师、放射物理师、放射技师等集体完成，具体流程如下。首先明确诊断：放射肿瘤医师明确诊断、判定肿瘤范围、做出临床分期、了解病理特征从而确定放射治疗目的（根治、姑息，是否和手术和化疗联合，如何联合）；确定治疗技术：根据不同疾病和病人特点等确定采用何种放射治疗技术（常规照射、三维适形照射、调强放射治疗、立体定向放射治疗、近距离照射）；确定治疗方式：模拟机技师制作病人固定装置并拍 X 线片或 CT/MRI 图像；靶区勾画：放射肿瘤医师勾画大体肿瘤体积、临床肿瘤体积、计划肿瘤体积和正常器官，并给予处方剂量和正常器官的限定剂量；制订治疗计划：放射物理师根据放射肿瘤医师的处方要求和正常器官限定要求设计照射野；审核治疗计划：放射肿瘤医师按照国际辐射单位与测量委员会（ICRU）62 号报告要求审核治疗计划；验证治疗计划：放射物理师虚拟验证治疗方案，是否与实际相符；校位：模拟机技师按固定体位固定，确认治疗中心是否与计划中心一致；第一次治疗：放射肿瘤医师、放射物理师和放射治疗技师共同摆位，并拍摄验证片，确认无误后开始治疗；每周核对验证片：放射肿瘤医师每周核对验证片和治疗单，并根据病人查体和影像复查随时调整放射治疗计划；治疗结束：放射肿瘤医师予以整个放射治疗过程总结评价；随诊：治疗完成后，放射肿瘤医师定期随访病人的疾病变化和毒性反应变化，并进行总结分析。

第二节　临床放射治疗学各论

一、鼻咽癌

（一）流行病学和病因

鼻咽癌的发病有明显的地域及种族差异，并存在家族高发倾向。中国及东南亚各国发病率高，且中国以华南、西南各省高发。在世界四大人种中，蒙古人种高发。男性多发，其中以 40~59 岁为发病高峰。鼻咽癌的病因尚不确定，涉及多个基因之间或基因与环境之间的交互作用，目前较为肯定的致病因素为 EB 病毒（Epstein-Barr virus，EBV）感染、化学致癌因素、环境因素、遗传因素等。

（二）病理类型和临床表现

2003 年 WTO 将鼻咽癌的病理类型分为 3 型：非角化型癌、角化型鳞状细胞癌、基底细胞样鳞状细胞癌。颈部肿物、涕中带血、耳鸣、听力下降、头疼、面麻、复视是鼻咽癌病人最常有的主诉。鼻咽癌淋巴结转移发生率高，因颈部肿块而就诊者达 40%～50%，检查发现颈部淋巴结有转移的达 70%～80%。颈淋巴结转移一般无明显症状，若肿块巨大，侵透包膜并与周围软组织粘连固定，则可能是引发血管神经受压的表现。鼻咽癌血行转移率较高，占初治病人的 10%～13%，远处转移部位以骨转移最为多见，肺及肝转移次之。

（三）诊断和分期

临床检查除包括一般状况评价（KPS）、体重、身高、视力的测定，还应做详细的专科检查：五官检查、口腔、颈部检查、脑神经的检查、间接鼻咽镜、前鼻镜、光导纤维鼻咽镜，和影像检查包括鼻咽颈部 CT/MRI、腹部 B 超、放射性核素骨显像，以及血清学检查、病理检查。迄今国内外已有多种临床分期，国内惯用的是 2008 年鼻咽癌分期，国际上常用的是 2010 年第 7 版国际抗癌联盟（UICC）分期。

（四）治疗

鼻咽癌根治性治疗手段为放射治疗，或以放疗为主的综合治疗。早期一般采用单纯放射治疗，局控率 90% 以上，总生存率 90% 以上。对于中晚期鼻咽癌的治疗，含顺铂的同步放化疗是标准治疗方式，局控率在 80% 左右，总生存率 70%～80%。晚期采用化疗联合姑息放疗，选择性病例行放疗加生物治疗也具有较好的前景。调强放射治疗是主流放射治疗技术，可行性包括：鼻咽癌大部分是低分化癌，对放疗敏感；靶区大而且极不规则，肿瘤区与临床靶区的形状不一致性大，常规照射技术很难达到高剂量区与靶区的形状一致，而且局部控制率与剂量呈明显的正相关性；鼻咽癌器官移动小、易固定，具备精确放射治疗的可行性。

鼻咽癌的肿瘤区（GTV）包括鼻咽原发肿瘤，咽后淋巴结和所有的颈部转移淋巴结，转移淋巴结是根据临床检查和影像学检查的证据确定的。根据受累的危险程度的不同，CTV1 代表高危区，CTV2 代表低危区。CTV1 包括整个鼻咽、咽后淋巴结区域、斜坡、颅底、咽旁间隙、翼腭窝、蝶窦、鼻腔和上颌窦后 1/3。CTV2 包括没有转移淋巴结的颈部淋巴引流区，上颈转移淋巴结较小而且少，下颈淋巴引流区也可按低危区处理。靶区的处方剂量和剂量规定：早期病例，GTV2 的靶区剂量为 70 Gy，局部晚期病人剂量可以为 74 Gy，或者 70 Gy 后根据具体残存肿瘤情况，选择合适的治疗手段进行补量。

随着分子生物学的发展和检测手段的不断进步，鼻咽癌预后的一些相关基因逐渐被研究者认识。到目前为止，研究的结果还是令人振奋的，靶向治疗为鼻咽癌的治疗又提供了一个新的方式。但是，在目前的临床应用中，还需积累经验和观察远期疗效。

（五）预后因素

预后因素包括病人相关性因素：年龄、性别、行为状态评分、人种、治疗前血红蛋白水平；疾病相关因素：分期、病理类型、原发肿瘤的体积、颅底和脑神经受侵、咽旁间隙受侵等；治疗相关因素：放疗的方式、总剂量、化疗与否等，以上因素均对预后有影响。

二、头颈部鳞癌

（一）流行病学和病因

头颈部恶性肿瘤占恶性肿瘤发病率的第 6 位，主要包括口腔癌、口咽癌、下咽癌、喉癌、鼻腔鼻旁窦癌等。其中，口腔包括唇、舌、颊黏膜、齿龈、硬腭、口底、磨牙后区等，口咽包括舌根、软腭和扁桃体，下咽包括梨状窝、环后区和咽后壁，喉腔包括声门上、声门和声门下，鼻腔鼻旁窦包括鼻腔、上颌窦、筛窦、蝶窦。目前较公认的病因可能与过度的烟酒刺激有关。下咽癌和喉癌发生上消化道/呼吸道第二原发癌的概率较大，在临床诊治中需注意。

（二）病理和临床表现

头颈部恶性肿瘤常见的病理类型以鳞癌为主，少见的病理类型有小涎腺来源的腺癌，以及恶性黑色素瘤、恶性淋巴瘤和软组织肉瘤等。早期黏膜病变仅感觉黏膜粗糙，或表现为几乎无症状的表浅的结节，或较软、较表浅的溃疡。晚期病变常常浸润深部结构如肌肉和骨，与周围器官粘连固定，导致疼痛、影响病人讲话，可出现吞咽困难、咽痛、声嘶、憋气及痰中带血等症状。头颈部浅淋巴管的引流方向一般较为规律，由上到下。各部位间淋巴管的交通十分丰富，表现在皮肤与皮肤、皮肤与黏膜之间。目前常用的颈部淋巴结分区有 DAHANCA、EORTC、GORTEC、NCIC、RTOG 等根据头颈部 CT 影像达成一致的颈部淋巴结分区法。

（三）诊断和分期

头颈部鳞癌的诊断依赖仔细的临床检查，包括触诊、望诊以及间接咽喉镜、鼻咽镜、纤维导光镜等，确诊仍需组织病理学证实。原发灶处的 CT/MRI 检查可帮助确定病变范围以帮助明确分期，应行除外原发于上消化道/上呼吸道的第二原发癌的检查，这些检查包括直接或间接的头颈部黏膜检查、气管镜、胸部 CT、食管镜或下咽、食管造影等。目前较常采用的肿瘤淋巴结转移（TNM）分期为2010 年第 7 版国际抗癌协会（UICC）分期。

（四）治疗

头颈部鳞癌的治疗对功能及美容的要求均较高，治疗手段的选用应遵循以下的原则：既要最大可能地提高肿瘤的局部区域控制率，又要尽量降低治疗手段对器官功能损害的程度。对于早期口腔癌，无论手术或放疗均可取得较好的疗效。对于多数唇癌、舌活动部癌和口底癌的 T_1 病变，可经口腔行肿瘤切除术。对于早期口咽癌、喉癌和下咽癌，放射治疗和手术治疗的效果相似。早期病人采用放射治疗，不仅可取得治愈性效果，而且能有效地保留器官解剖结构的完整性。放疗后残存灶经手术挽救，仍可获得较好的疗效。

局部晚期头颈部肿瘤，采用放射治疗和手术的综合治疗，可提高手术的切除率，降低手术的局部复发率，提高患者的生存率。手术与放射治疗的先后顺序上，目前仍有一定的争议：国外较多主张术后放射治疗，国内则较多主张术前放射治疗。为改善局部晚期头颈部鳞癌的预后，不少研究者在探索化疗在综合治疗中的作用。有关诱导化疗，主要用于适合手术的晚期喉癌、下咽癌及口咽癌等，其目的是在保证现有治愈率的前提下，希望通过"诱导化疗+放射治疗"一方面获得和根治性手术一样的效果，另一方面又最大可能地保留器官的功能。对诱导化疗反应不佳的病变，应以手术治疗为主，诱导化疗+根治性放疗可以替代根治性手术+术后放疗。

手术后切缘阳性或切缘安全界不够，可再次手术切除或行术后放疗；病理提示肿瘤侵及血管 7 淋巴管、肿瘤浸润深度>5 mm、淋巴结包膜受侵或侵及周围软组织时应行术后放疗或同步放化疗（对于术后放疗可能出现严重并发症的高危病例，也可仅采用化疗）。

（五）疗效

早期口腔癌五年生存率： T_1 病变约为 80%~90%， T_2 约为 50%。无论手术或放射治疗对 T3、T4 病变的局部控制率都较低，约为 25%~30%。对于晚期病变，特别是 N_2、N_3 的病例生存率与分期及淋巴结转移有关。扁桃体癌放疗后的病人总体五年生存率在 32.4%~83%。病变至晚期，放疗的治疗效果则有较明显的下降，为 20%~60%。舌根癌放疗后总的五年生存率可达 40%~60%。早期声门癌单纯放射治疗的五年生存率在 T_1N_0 为 80%~95%，T_1N_0 为 65%~85%，若放射治疗失败，经手术挽救的最终五年生存率 T_1 可高达 90%~100%，T_2 可达 80%~90%。声门上区癌的放射治疗效果不如声门癌。早期声门下癌单纯放疗的五年生存率40%~50%，中、晚期者因常伴程度不等的气道梗阻，故处理方法以手术为主，少有单纯放疗的情况。

三、肺癌

（一）流行病和病因

肺癌是世界范围内为最为常见的恶性肿瘤之一，根据来自全国肿瘤防治办公室的报告，国内肺癌的发病率和死亡率占城市恶性肿瘤的首位，发病率男性 49.27/10 万，女性 21.66/10 万，吸烟、大气污染等是主要的病因。

（二）病理和临床表现

肺癌分为非小细胞肺癌和小细胞肺癌两种主要类型，其中非小细胞肺癌分为腺癌、鳞癌、大细胞癌等，近期国际肺癌研究联合会、美国胸科协会及欧洲呼吸协会进一步将腺癌细分为多个亚型。咳嗽、咳痰、胸闷气短是最常见的肺癌初发症状，肿瘤侵犯严重时出现声带麻痹、膈肌麻痹、Horner 综合征、吞咽困难、上腔静脉综合征、Pancoast 综合征等症状，另外常出现的副肿瘤综合征包括：全身症状、皮肤症状、内分泌或代谢症状、血液病症状、神经症状等。

（三）诊断和分期

结合吸烟史和上述相关症状等，予以胸部 X 线/CT/MRI、全 PET/CT 检查，进一步明确肿瘤分期。病理诊断主要依靠痰细胞学以及纤维光导支气管镜、经皮或导向下针吸活检原发病灶，有时可以通过纵隔镜、胸腔镜、超声波引导下穿刺淋巴结明确病理。目前肺癌分期常用 2010 年第 7 版美国癌症联合会 （AJCC）分期。

（四）治疗

早期非小细胞肺癌标准的治疗是外科手术，有严重的内科并发症不能手术或拒绝手术的病人，放射治疗被认为是标准的治疗模式。国际上开展了多个前瞻性研究提示早期非小细胞肺癌立体定向放射治疗后局部控制率达到 80% 以上，生存率在 50% 以上。小样本的随机对照Ⅲ期临床研究，比较立体定向放射治疗与外科手术治疗，结果提示两者疗效接近。

同步放化疗是局部晚期非小细胞肺癌的标准治疗方法，中位生存在 18～26 个月，总的五年生存率在 20% 左右。

临床诊断的非小细胞肺癌中，仅 20% 的病例能够行根治性手术切除，治疗失败的原因主要是局部复发和（或）远处转移。为提高局部控制率和生存率，术后放射治疗被广泛应用 N_2（ⅢA 期）病例的病例，N_1 术后放疗存在争议。

小细胞肺癌常按照国际肺癌研究会一致通过的经修订的小细胞肺癌临床分期标准，分为局限期：病变限于一侧胸腔，有/无同侧肺门、同侧纵隔、同侧锁骨上淋巴结转移，可合并少量胸腔积液，轻度上腔静脉压迫综合征；广泛期：凡是病变超出局限期者。仅对临床分期 $T_{1\sim2}N_0$ 的病变，对纵隔进行分期检查阴性（纵隔镜或 PET/CT）病例行选择性肺叶切除和纵隔淋巴结清扫或取样手术，根据术后病理分期选择术后化疗或化放疗。对于其他局限期病人，化疗/放疗综合治疗是局限期小细胞肺癌的基本治疗模式。同时有研究结果显示，延迟放疗会使治疗疗效减弱。及早地同步放化疗是标准治疗手段，若采用序贯化放疗，建议诱导化疗以 2 个周期为宜。广泛期病人应以化疗为主，根据病人的一般情况，病变累及的范围以及对全身化疗的反应，选择性地给予胸部放疗或转移部位的姑息放疗，如脑转移、骨转移、上腔静脉压迫综合征等。

　　脑是小细胞肺癌常见的转移部位，脑转移的发生率高达 50%。多个研究和分析提示脑预防照射能够降低完全缓解的小细胞肺癌病例的脑转移发生，同时脑预防照射能够提高总生存率和无病生存率。

四、食管癌

（一）流行病学和病因

　　我国是食管癌的高发国家，太行山以北的发病率最高。迄今为止还没有确定引起食管癌的确切病因，通常认为是多因素协同作用所致，相关因素有：亚硝胺、真菌感染、营养不足、维生素和微量元素缺乏、饮酒、吸烟等。

（二）病理和临床表现

　　食管癌主要以鳞癌为主，国外近几年腺癌的发病率逐年上升，其他如小细胞癌、肉瘤相对少见。早期食管癌的症状多为非特异性，时隐时现，多数病人没有重视而延误病情。临床上常见的症状为：吞咽食物哽咽感、胸骨后不适或闷胀。中晚期食管癌最常见的典型症状为进行性吞咽困难，常见的伴随症状包括声音嘶哑、颈部和（或）锁骨上肿物。

（三）诊断和分期

　　食管癌的诊断需结合症状、食管造影检查、食管 MRI 和 CT 扫描、食管镜及病理诊断。近年来，食管内镜超声对食管癌分期的确定特别是非手术食管癌治疗前的分期有明显的帮助。食管癌不同期别是影响预后的主要因素，提出的分期标准仅适合于外科病理分期，对于非手术病例的分期尚缺乏公认的、较一致的分期标准。

（四）治疗

目前有效治疗食管癌的公认方法有：手术、放疗和综合治疗。根据病期早晚、病变部位、年龄大小、一般状态来决定治疗方法。手术治疗为首选治疗，能行根治性手术治疗的病人仅占全部病人的 1/4。放射治疗是目前食管癌主要的、有效的、安全的治疗手段之一，适应证包括早期或病期能手术而因内科疾病不能或不愿手术者；对局部病期偏晚又没有淋巴结转移者，可先行术前放疗或术前同步放化疗，随机研究显示结果可提高切除率并降低淋巴结转移率，使部分不能手术病人获得成功手术的机会，特别是使放疗后病理反应程度为重度甚至无癌者的生存率明显提高；中晚期无法手术者，可行根治性或姑息性放射治疗，多个 III 期研究提示同步化疗能进一步改善疗效；术后预防性放射治疗的应用目前国际上没有肯定的结论，国内主要用于术后病理分期 T_3/T_4 和淋巴结阳性病人。

近年来，调强放射治疗成为食管癌放射治疗的主流技术。可见肿瘤靶区（GTV）用于影像学、内镜［食管镜和（或）腔内超声］可见的原发灶以及转移淋巴结。CTV 包括在 GTV 左右前后方向均放 0.5 cm，上下界在 GTV 上下各外放 3~5 cm，并包括预防照射的淋巴引流区，上段包括锁骨上淋巴引流区、食管旁、2 区、4 区、5 区、7 区，中段包括食管旁、2 区、4 区、5 区、7 区的淋巴引流区下段包括食管旁、4 区、5 区、7 区和胃左、贲门周围的淋巴引流区。计划靶区（PTV）：在 CTV 基础上各外放 0.5 cm。放疗剂量：95% PTV 50~60 Gy/30 次。常规分割放疗后的五年生存率令人失望，为 10%~15%，研究结果表明后程加速超分割放射治疗取得了较好的五年生存率。

五、乳腺癌

（一）流行病学和病理

乳腺癌是女性最常见的恶性肿瘤，我国最新的流行病学调查显示：我国女性乳腺癌发病率为 25.89/10 万，死亡率在女性恶性肿瘤中排第 4 位。乳腺癌病理类型复杂，主要包括非浸润性癌（导管内癌、小叶原位癌）、早期浸润性癌、浸润性癌（非特殊型和特殊型癌）。乳腺浸润癌中以浸润性导管癌最常见，约占63%，其次为浸润性小叶癌，约占其他少见癌如黏液癌、髓样癌、小管癌、乳头佩吉特病等。

（二）诊断和分期

早期乳腺癌常常在 B 超和钼靶体检时发现，局部扩展可侵及皮肤，引起皮肤粘连，水肿（橘皮样症）、卫星结节或溃疡。乳腺癌诊断包括体检、影像以及组织病理学检查，体检包括对皮肤、乳腺腺体和淋巴结（腋窝、锁骨上和颈部）仔细的视诊和触诊。

（三）治疗

乳腺癌治疗以手术治疗为主，早期乳腺癌以保乳术为主，术后辅以全乳腺放疗和化疗或内分泌治疗；中晚期乳腺癌先行诱导化疗，后行保乳术或乳腺癌改良根治术，术后根据病理行放疗和化疗。腋窝淋巴结的处理：临床阴性病人行前哨淋巴结活检，若前哨淋巴结阳性，行腋窝清扫，临床阳性病人直接行腋窝清扫术。

早期乳腺癌保乳治疗的原理是用手术切除乳腺原发病灶，用中等剂量放疗控制乳腺内亚临床病灶，达到与改良根治术相同的疗效，但保留完整的乳房，有很好的美容效果及功能。

大量文献资料证明这种综合疗法，无论在长期生存率方面，还是在局部控制率方面，其疗效和根治术或改良根治术均相同。保乳术后放疗，腋窝淋巴结无转移或转移淋巴结为 1~3 个者只照射乳腺及胸壁，腋窝淋巴结≥4 个转移应照射乳腺、胸壁锁骨上和腋顶淋巴结。腋窝淋巴结仅做低位取样者，淋巴结有转移时应照射腋窝全部。对内乳淋巴结的照射目前尚无一致意见。对乳腺原发灶区作追加剂量照射可改善局部控制。全乳腺切线野照射剂量为 45~50 Gy，4.5~5.5 周，每天一次，如原发肿瘤已彻底切除，对原发病灶区再追加照射 10 Gy；如原发肿瘤切除不彻底，追加照射剂量为 16~26 Gy。近几年，随着大分割的广泛开展，大分割逐步成为早期乳腺癌保乳术后放疗的主流分割模式。

乳腺癌根治术后普遍接受辅助性化疗或内分泌治疗，术后放疗主要适用于局部和区域淋巴结复发高危的病人，即 T3 或腋窝淋巴结阳性≥4 个病人，或 1~3 个淋巴结阳性但腋窝淋巴结检测不彻底者；而 1~3 个淋巴结阳性、腋窝淋巴结检测彻底者是否也应行术后放疗，有待研究确定。乳癌术后放疗靶区主要包括胸壁和锁骨上下区，内乳区照射存在争议，一般不推荐。目前主张术后放射治疗的剂量以 50 Gy/5 周为宜。

六、淋巴瘤

（一）流行病学和病因

恶性淋巴瘤是指原发于淋巴系统的一组疾病，来源于 B 淋巴细胞、T 淋巴细胞或自然杀伤（natural killer，NK）细胞的非正常克隆性增殖，包括霍奇金淋巴瘤（Hodgkin lymphoma，HL）和非霍奇金淋巴瘤（non - Hodgkin lymphoma，NHL）两大类。全球范围内，澳大利亚、北美、西欧和太平洋岛国的发病率最高，而东欧、亚洲和中国的发病率较低。最近几十年，NHL 的发病率有明显的上升趋势。中国淋巴瘤发病率低于西方国家，NHL 多于 HL，原发结外 NHL 多见，NK/T 细胞淋巴瘤多见。有多种因素和恶性淋巴瘤的发生相关，例如肿瘤家族史、免疫缺陷、环境因素、自身免疫性疾病和感染等。

（二）病理和临床表现

国际淋巴瘤研究组于 1994 年提出了新的修正欧美淋巴瘤分类（REAL），此后，WHO 根据 REAL 分类原则对 NHL 的病理分类做了进一步修改。WHO 和 REAL 分类先将恶性淋巴瘤分成 HL 和 NHL 两大类，HL 分为结节性淋巴细胞为主型和经典型 HL 两类。NHL 根据细胞来源分为 B 细胞淋巴瘤和 T/NK 细胞淋巴瘤两大类。T 细胞和 B 细胞淋巴瘤再分为前体细胞（或淋巴母细胞）淋巴瘤和成熟（外周）细胞淋巴瘤。在 WHO 分类中，B 细胞淋巴瘤共有 13 种，T/NK 细胞淋巴瘤共有 14 种。在欧美成人结内淋巴瘤中，以 B 细胞淋巴瘤为主，占全部 NHL 的 85%；相反，儿童结内淋巴瘤以 T 细胞淋巴瘤为主，占 65%。REAL 和 WHO 分类已在国际上得到广泛应用。淋巴瘤临床表现以局部症状和全身症状为主，局部症状一般受原发部位影响，全身症状包括发热、盗汗、体重下降等，又称之为 B 组症状。

（三）诊断和分期

准确的临床诊断和分期是确定治疗方案的前提，诊断主要以病理诊断为主，临床上考虑为淋巴瘤的病人均应完整切除淋巴结，再行病理检查。同时，询问完整病史、体格检查、实验室检查、血清中相关抗体检测（抗 HIV、抗 EBV）和胸片、全身 CT、骨髓活检和（或）骨髓穿刺、心电图等，其他选择性检查包括：胃肠道钡餐检查、内镜检查、静脉肾盂造影、同位素骨骼扫描、骨骼 X 光片、腰椎穿刺与脑脊液检查、剖胸探查术、镓扫描、渗出液细胞学检查、PET 和 PET/CT 检查等。

（四）治疗

恶性淋巴瘤的治疗手段包括化疗、放疗、免疫治疗、放射免疫治疗、抗感染治疗等。放射治疗是早期低度恶性淋巴瘤的根治性治疗手段，对于某些侵袭性 NHL 如鼻腔 NK/T 细胞淋巴瘤，Ⅰ～Ⅱ期以放疗为主可取得好的疗效。化疗和放疗综合治疗是大部分早期侵袭性淋巴瘤的主要治疗手段，如弥漫性大 B 细胞淋巴瘤、Ⅲ级滤泡淋巴瘤、原发纵隔 B 细胞淋巴瘤和预后不良的Ⅰ～Ⅱ期、Ⅲ～Ⅳ期 HL 等。对于晚期低度恶性的淋巴瘤和任何期别的高度侵袭性 NHL 如 T/B 淋巴母细胞淋巴瘤、伯基特淋巴瘤和套细胞淋巴瘤，化疗是主要治疗手段。

采用放射治疗为主要治疗手段的恶性淋巴瘤包括：Ⅰ～Ⅱ期结节性淋巴细胞为主型 HL、Ⅰ～Ⅱ期Ⅰ～Ⅱ级滤泡淋巴瘤、Ⅰ～Ⅱ期小淋巴细胞淋巴瘤和Ⅰ～Ⅱ期结外黏膜相关淋巴瘤。另外，局限期原发皮肤淋巴瘤如蕈样霉菌病、皮肤滤泡中心细胞淋巴瘤、皮肤间变性大细胞淋巴瘤等，由于病变局限，病程进展缓慢，放疗是主要治疗手段，放射治疗可取得较好的长期生存率。

（五）预后

NHL 的预后和疾病本身及病人状态两大类因素有关。肿瘤相关因素包括病理类型、临床分期、部位、肿瘤大小、原发肿瘤侵犯范围、乳酸脱氢酶（LDH）指标等，病人相关因素包括年龄和一般状态等。国际预后指数（international prognostic index，IPI）对判断 NHL 的预后有非常重要的指导意义，已广泛地应用于中高度恶性、低度恶性、弥漫性大 B 细胞淋巴瘤、间变性大细胞淋巴瘤和韦氏环 NHL 的预后。根据 IPI 进行分层，可以指导临床治疗或临床研究。年龄 >60 岁、LDH 高于正常、一般状况Ⅱ～Ⅳ级、Ⅲ/Ⅳ期和>1 个结外器官受侵属于预后不良因素。HL 的预后因素包括：血红蛋白 < 5 g/dl、白细胞计数≥15000/ mm^3、淋巴细胞计数<600/ mm^3 或<白细胞的 8%、男性、年龄≥45 岁、Ⅳ期、血清白蛋白<4 g/dl。

七、直肠癌

(一) 流行病学和病因

直肠癌是常见的恶性肿瘤，在欧美国家直肠癌的发病率很高，据我国肿瘤防办的 2014 年统计，结直肠癌发病率在男性肿瘤中为第 5 位，18.75/10 万，女性的发病率为第 3 位，13.63/10 万。近年来，由于生活水平的提高，直肠癌在我国的发病率有明显上升趋势。遗传病学和流行病学的研究表明，结直肠癌的发病原因与环境因素、生活方式和遗传因素有密切关系，是多因素相互作用的结果。

(二) 病理和临床表现

直肠癌最常见病理类型以腺癌为主，少见淋巴瘤、黑色素瘤等。通常直肠被人为分为 3 段：齿状线上 5 cm 为直肠下段，5~10 cm 为中段，10~15 cm 为上段。直肠癌的症状主要是：大便习惯改变以及大便性状的改变、大便困难或大便带血、肛门疼痛或肛门下坠等。

(三) 诊断和分期

分期检查包括详尽的病史检查、仔细的体格检查、影像学检查以及病理检查、直肠指诊，肠镜，超声内镜，MRI，胸腹 CT 等。目前，TNM 分期成为最常用的分期方法。

(四) 治疗

直肠癌的治疗是多学科的综合治疗，手术是直肠癌首选的治疗手段。对于早期低位 T_1N_0 直肠癌，如果无不良病理因素，无论单纯放射治疗还是单纯肿物切除术均可以达到满意的局部控制率。分期为 T_2N_0，或 T_1N_0 伴有不良病理预后因素者，如肿物大于 3~4 cm、环周大于 40%、分化程度差、溃疡或浸润生长、切缘阳性和侵犯血管/淋巴管时，应在局部保守治疗后给予全盆腔的外照射±化疗，以降低局部/区域复发率。而 T_3 病变，除非病人无手术适应证，一般不推荐行保守治疗。

可手术切除的直肠癌指 II ~ III 期的直肠癌，其综合治疗方法包括：术前放射治疗/术前同步放化疗（5FU/希罗达为主）、术后放射治疗/术后同步放化疗。术前放射治疗的优点是：减少手术中肿瘤的种植，使肿瘤缩小、使淋巴结转移数目减少以降低分期；对于低位直肠癌，术前放射治疗可以增加保留肛门括约肌手术的可能性，从而提高病人的生活质量；由于未手术前小肠在腹膜返折线上，且未粘连固定，所以术前放射治疗导致小肠不良反应比较低；由于腹盆未行手术，无瘢痕形成，肿瘤细胞氧合好，对放射治疗更敏感。但是，由于术前不能准确分期，术前放射治疗可能使一部分不必进行放射治疗的早期病人（$T_{1~2}N_0M_0$）进行了过度治疗。术后放疗的优点在于有准确的病理分期，避免了 $T_{1~2}N_0M_0$ 病人的不必要照射，但不利点在于由于术后腹盆解剖结构的破坏，术后可能照射了更多的小肠；术后瘢痕的出现使瘤床在术后潜在乏氧；腹会阴联合切除术时需包括会阴手术瘢痕，照射野大，毒副作用较多。由于根治术后单纯放疗未提高生存率，术后同步放化疗对比术后单纯放疗的多个随机研究结果均显示，术后同步化放疗不仅可以提高无病生存率和总生存率，同时可以降低局部区域复发率。术后同步化放疗时，放疗应尽早进行，延迟放疗将降低治疗疗效。德国随机对照研究比较了可手术切除直肠癌术前同步化放疗和术后同步化放疗的疗效，结果表明术前同步放化疗组显著提高了保肛率。另外，需引起人们注意的是术前同步化放疗组的急性和长期毒副作用显著低于术后同步化放疗组，术前同步化放疗未提高患者吻合口瘘、术后出血和肠梗阻的发生率，虽然伤口延迟愈合高于术后同步化放疗组，但未达到统计学差别。

局部肿瘤巨大、浸润盆壁、肿瘤固定、失去了手术切除机会的直肠癌患者通过放射治疗/同步放化疗，可以使局部病变分期降低，获得手术机会，而对放射治疗/同步放化疗无反应的病人，则治疗仅为姑息性，治疗的目的仅为缓解症状，提高病人的生活质量。

八、前列腺癌

(一) 流行病学与病因

前列腺癌是欧美男性最常见的恶性肿瘤。在美国男性肿瘤中，前列腺癌发病率为第1位，占癌症死亡原因的第2位。在中国，前列腺癌较少见，随着人均寿命的延长和前列腺特异性抗原 (prostate specific antigen，PSA) 检查的广泛应用，发病率有上升趋势。最新的统计显示，我国前列腺癌的发病率位于男性肿瘤第10位。前列腺癌的发生可能和遗传、激素水平和雄激素受体有关，其病因和环境、社会和饮食等因素有关。

(二) 病理、Gleason 分级和临床表现

前列腺恶性肿瘤的病理类型分成上皮和基质细胞来源两大类，上皮肿瘤除前列腺腺癌外，还包括鳞癌和移行上皮癌等，非上皮来源恶性肿瘤包括脂肪肉瘤、血管肉瘤和恶性淋巴瘤等。腺癌占95%左右。前列腺癌肿瘤分级与预后关系密切，最常用的分级方法为 Gleason 评分。2~4 分表示分化好的腺癌，5~6 分为中分化腺癌，7 分为中低分化腺癌，8~10 分为低分化腺癌。Gleason 分级和肿瘤的临床分期、淋巴结转移率、总生存率和癌症专项生存率密切相关，是影响前列腺癌的重要预后因素。早期前列腺癌常无症状，肿瘤增大时压迫邻近器官和组织，最主要的临床症状为无特异性尿路症状。晚期前列腺癌可以出现远处器官转移的症状，如骨转移疼痛，病理性骨折，大便困难等。

（三）诊断和分期

前列腺癌的临床分期检查包括：病史询问，体格检查和直肠指检，血液生化、PSA、酸性磷酸酶检查，胸片、腹盆腔 CT 或 MRI 和骨扫描等。超声引导下前列腺穿刺活检在临床得到广泛应用，可经会阴或直肠穿刺。为了更好地诊断肿瘤，必须做系统穿刺活检。前列腺癌最常用的临床分期是 TNM 分期。

（四）治疗

根据临床分期、PSA、Gleason 分级和年龄，将前列腺癌分成早期（局限期）前列腺癌和晚期（转移性）前列腺癌，前列腺癌的治疗原则也据此而定。早期前列腺癌定义为肿瘤局限于前列腺，无转移淋巴结或远处转移。再将早期前列腺癌分成低危、中危和高危 3 组，低危局限期前列腺癌的治疗应考虑局部根治性治疗手段，包括根治性前列腺切除术或根治性放疗（粒子植入）。由于前列腺癌自然病程长，根据年龄和预期寿命，部分低危组的病人可密切随诊；中危病人行根治性前列腺切除术加术后辅助性放疗，术后放疗需考虑高剂量照射或者高剂量根治性放疗（外照射联合粒子植入）；高危病人或局部晚期前列腺癌考虑放疗联合长程内分泌治疗，较单纯放疗相比，提高了无生化失败率、无病生存率和总生存率，降低了局部区域复发率和远处转移率。放疗联合新辅助或辅助性内分泌治疗的疗效相同。转移性前列腺癌的治疗主要为内分泌治疗，辅以姑息性放疗，改善其局部控制率和缓解症状。

前列腺癌根治术后放疗适应证包括：病理切缘阳性；前列腺包膜受侵、病理 T_3 或 T_4；术后 PSA 持续增高；精囊受侵。近几年，前列腺癌的大分割放疗应用逐渐广泛。治疗体位为仰卧或俯卧位，体模固定，定位和治疗时排空膀胱和直肠，以减少前列腺的活动。

九、宫颈癌

(一) 流行病学和病因

宫颈癌是女性常见的恶性肿瘤，我国最新的统计数据提示宫颈癌在女性常见的恶性肿瘤中排第 5 位。由于卫生知识的普及和防癌普查的开展，宫颈癌的发病率逐年下降。宫颈癌的确切病因尚不清楚。乳头状瘤病毒、早婚、早育、多产、宫颈创伤、性生活紊乱、包皮垢刺激及激素失调等，均可能增加宫颈癌患病概率。

(二) 病理和临床表现

宫颈癌常见病理类型以鳞癌为主，占90%以上，少见腺癌和混合癌。早期宫颈癌大多无任何症状，晚期宫颈癌最常见的症状是阴道不规则出血和白带增多、腹痛等。

(三) 诊断和分期

宫颈癌的分期检查包括病史询问、妇科查体、阴道镜、宫腔镜、MRI 等，宫颈/阴道细胞学涂片检查是发现早期宫颈癌的主要手段，组织活检可进一步证实。目前广泛采用的是国际妇产科联盟提出的宫颈癌国际临床分期标准为国际妇产科联合会（FIGO）分期。

(四) 治疗

宫颈癌的治疗主要包括手术、放射治疗及综合治疗。早期宫颈癌病人（Ⅰ~ⅡA）单纯根治性手术与单纯根治性放疗两者治疗效果相当，对于具有高危因素的早期宫颈癌病人术后辅助放化疗被大多数人所采用。对于ⅡB 以上的中晚期宫颈癌，多个随机研究结果表明，以顺铂为基础的同步放化疗较单纯放疗提高了患者的生存率、降低了死亡风险，同步放化疗已成为中晚期宫颈癌治疗的标准模式。

放射治疗是宫颈癌的主要治疗手段，宫颈癌的放射治疗以腔内照射配合体外照射的方法应用最普遍。腔内照射主要照射宫颈癌的原发区域，外照射主要照射宫颈癌的盆腔蔓延和转移区域。各期宫颈癌放射治疗的五年生存率在 50%～70%，除临床分期对疗效有明显的影响以外，还有贫血、宫腔积脓、盆腔感染、输尿管梗阻、宫颈腺癌等。

十、软组织肿瘤

（一）流行病学和病因

软组织肉瘤的发病相对少见，软组织肉瘤的年发病为 1.5～2.0/10 万，在儿童恶性肿瘤中较成年人构成比为高。有关病因包括环境因素（化学物质的职业暴露、临床医源性辐射、慢性淋巴水肿、肢体慢性感染）和遗传学因素。

（二）病理、分级和临床表现

目前应用最广泛的组织学分类是 WHO 颁布的软组织肉瘤分类系统，共包括有超过 100 种的软组织肉瘤的分型细目，肉瘤分为骨肉瘤和软组织肉瘤，软组织肉瘤进而分为来源于内脏（胃肠和泌尿生殖器官等）和非内脏来源如头颈、躯干和四肢的肌肉、筋腱、脂肪、胸膜、滑膜和结缔组织等。通常可依据显微镜下组织结构和细胞特征描述来进行分型，电子显微镜、免疫组化方法和细胞遗传学标志性异常成为重要辅助手段。从组织学类型的分布来看，最常出现的类型是恶性纤维组织细胞瘤和脂肪肉瘤，其次为滑膜肉瘤、纤维肉瘤、平滑肌肉瘤、恶性外周神经鞘瘤、胚胎型横纹肌肉瘤等。

组织学的分化程度（分级）被一致认为是判断软组织肉瘤远处转移相对危险度和肿瘤相关死亡的最重要的预后因素。目前，常用的分级系统为美国国立癌症研究所（National Cancer Institute，NCI）系统，主要基于细胞型或亚型、发生部位和肿瘤的坏死程度来确定分级，分为3级：G_1，分化良好的黏液型脂肪肉瘤；皮下黏液型恶性纤维组织细胞瘤；有丝分裂<1个/10HPF、无坏死及出血区、分化良好的恶性血管外皮细胞瘤；分别表现为分化良好特征、无多形性形态、无坏死、低分裂活性<6个有丝分裂象/10 HPF、人字形或束状排列的纤维肉瘤和平滑肌肉瘤。G_2，表现为神经纤维瘤特征、高细胞构成、分裂象<6个/10 HPF的恶性外周神经鞘瘤；还包括较少细胞构成、未发现分裂活性、均一黏液型的软骨肉瘤。G_3，包括有骨外 Ewing 肉瘤、PNET、骨外骨肉瘤、间质软骨肉瘤和恶性三硝基甲苯肿瘤。

软组织肉瘤可发生于机体几乎所有部位，最常见于四肢，以下肢为主，腹膜后或胸腹腔次之，头颈部少见。四肢及躯干的软组织肉瘤多表现为数周或数月的渐进增大的无痛性肿块，发生于头颈部的肉瘤则在早期就可能出现邻近结构受侵的症状。

（三）诊断和分期

完整分期的依据包括家族史、特殊物质的接触史和辐射的暴露史，肿块所在部位体格检查，包括肿物本身的特征和与周围神经、血管、骨关节、肌肉的筋膜以及皮肤的关系，相应的淋巴结区。全血细胞计数、血液生化及肝肾功能状态的检查、病变部位应有 CT 或 MRI 影像学检查，同时完善全身检查排除转移。组织病理学的诊断具有决定性的意义，对无症状、持续、渐增达 5 cm 的软组织肿块，均应给予组织学的检查。活检方式采用套针的穿刺取材活检完成诊断，表浅病变可在触摸下完成操作，而深部病变则常需在影像学的引导下来完成。目前推荐使用 AJCC 修订颁布的第 7 版 TNM 分期系统用于软组织肉瘤的临床分期，并将组织学分级（$G_1 \sim G_4$）作为重要的分期依据。

（四）治疗

对于肢体和躯体大部分软组织肉瘤，尤其位置较深，直径超过 5 cm，组织学中–高分级的病人，首先推荐保肢局部扩大切除术，辅助以术前放射治疗的模式，改善局部控制。对于无残余瘤（RO）状态，放疗认为是有价值的；对于腹膜后和胸腹腔软组织肉瘤，手术联合术后放射治疗是目前常用手段。对于大肿瘤、深部位、组织学高分级和疗后首次复发的病人常推荐化疗，但存在一定争论。

十一、中枢神经系统肿瘤

（一）流行病学和病因

中枢神经系统恶性肿瘤是指发生在颅内和椎管内的肿瘤，分原发和继发两大类。我国原发性中枢神经系统恶性肿瘤发病率在 3/10 万左右，但死亡率占男性恶性肿瘤死亡的第 8 位，占女性恶性肿瘤死亡的第 10 位。颅内、椎管内肿瘤均可发生于任何年龄。颅内肿瘤以 20~50 岁最常见。原发性中枢神经系统恶性肿瘤的病因不明。

（二）病理和临床表现

原发中枢神经恶性肿瘤按 WHO 分类，分为神经上皮组织肿瘤：星形细胞瘤、少突胶质细胞瘤、混合胶质细胞瘤、室管膜肿瘤、脉络丛肿瘤、来源不明的神经上皮肿瘤、神经元和混合神经元胶质细胞肿瘤、神经母细胞瘤、松果体实质肿瘤、胚胎性肿瘤；外周神经肿瘤：施万细胞瘤（神经鞘瘤）、神经纤维瘤、神经束膜瘤、恶性外周神经鞘肿瘤。其他如脑膜肿瘤、淋巴瘤、生殖细胞肿瘤等。浸润性生长的肿瘤和非浸润性生长的肿瘤的临床表现有所不同。主要表现为颅高压三联征（头痛、呕吐、视盘水肿）以及神经系统定位症状。

（三）诊断

原发中枢神经系统恶性肿瘤的诊断主要依靠 CT 和 MRI，表现为增强效应、水肿和坏死。磁共振波谱分析也逐步应用于临床，仍然需要组织病理的明确以明确诊断。

（四）治疗

原发中枢神经系统恶性肿瘤的治疗需考虑病人年龄评分、病理，并且需要如影像诊断、神经外科、神经放射治疗、神经病理等多学科专家会诊，以确定正确诊治方案。手术主要用于获得组织学诊断、减轻肿块的占位效应、缓解临床症状。强调最大安全限度切除肿瘤是最适度减少肿瘤细胞和保持功能的方法。一般而言肿瘤切除比率越高，生存率越高。激素适用于高颅压、神经系统症状等情况，需注意毒副作用。

高级别胶质瘤术后放疗是常规，目前推荐同步和辅助替莫唑胺（TMZ）化疗；若不能手术或病人拒绝手术，也可做单纯放疗。完全切除和近全切除的毛细胞星形细胞瘤或Ⅰ级星形细胞瘤不做术后放疗，次全切除术后或活检术后立即开始放疗。成人低度恶性星形细胞瘤全切术后，多数学者主张放疗。儿童毛细胞型星形细胞瘤完全切除可不放疗。术后观察完全切除的低度恶性少突胶质瘤，无症状、次全切除的小肿瘤可继续观察，对于病灶大、未完全切除或症状未缓解的需做术后放疗。恶性少突胶质瘤和混合性恶性少突胶质瘤应常规术后放疗。其他放射治疗（适合）的适应证包括中枢神经系统淋巴瘤、生殖细胞肿瘤、脑膜瘤等。原发中枢神经系统恶性肿瘤放射治疗技术目前主要采用调强放射治疗和立体定向外科治疗。

十二、姑息放疗

姑息治疗主要包括症状处理（如骨转移、脑转移、内脏转移等），生理、社会心理问题，家庭以及社会的支持问题。姑息治疗着重于生活质量的提高，姑息性放射治疗能够很好地缓解恶性肿瘤病人的晚期症状，主要应用在骨转移、脑转移以及内脏转移方面。

疼痛是骨转移的主要症状，约75%的骨转移者有此症状。大部分恶性肿瘤骨转移病人的中位生存期约3~12个月，但乳腺癌、前列腺癌和甲状腺癌等骨转移病人的中位生存期可以长达2~4年。在化疗和双膦酸盐等药物治疗基础上，应用放射治疗可以有效地治疗骨转移，主要目的是缓解或消除疼痛以及相关症状、预防骨相关事件发生、提高生存质量和延长病人生命。放疗后疼痛缓解率可高达80%~90%，完全缓解率约为50%。对于局限的、数目较少的骨转移病人，采用局部外照射可取得良好的疗效。广泛而弥散的骨转移病人在全身治疗基础上，可考虑应用半身放疗和全身放射性核素治疗。骨转移放疗技术的选择取决于治疗的部位，原则是采用最少、最小的治疗获得最大疗效，避免治疗相关并发症。骨转移癌病人如果一般情况欠佳、活动困难、合并广泛的骨外转移或预期生存寿命较短，单次80%照射是恰当的选择。若病人一般状况较好、骨转移比较局限而且预期生存寿命较长，推荐采用分次照射（如300 Gy/10 次）以降低疗后的再治疗率。对于原发灶控制较好的局限骨转移病变，建议采用适形调强、立体定向等先进的放疗技术，提高肿瘤剂量并降低对周围重要器官的损伤。

随着肿瘤治疗以及影像学的进步，恶性肿瘤病人存活时间延长，脑转移越来越多地被发现。

第四章　肿瘤药物治疗

药物治疗是肿瘤内科治疗的基石，在肿瘤综合治疗中占有举足轻重的地位。随着基础科学与医学研究的进步，抗肿瘤药物从细胞毒药物发展到内分泌药物、靶向药物和免疫药物，治疗方案从单一治疗发展到双药多药联合治疗，治疗理念从单纯化疗发展到综合治疗。近年来更是由于肿瘤基因组学、蛋白组学和代谢组学的发展，逐步进入到分子生物学特征指导的精准治疗时代。

全身药物治疗的目的，在于抑制肿瘤生长，降低术后病人的复发率，延长肿瘤病人的生存时间，改善病人的生活质量。因此，肿瘤药物治疗的疗效评价，就包括了以下3个方面：以肿瘤细胞或瘤体大小评价为依据的肿瘤负荷评价；以无进展生存期、无病生存期和总生存期为依据的生存评价；以不良反应以及身体、社会及心理适应为基准的生存质量评价。不同时期、不同机制的药物研发与临床应用，都应遵循上述评价原则。

第一节　细胞毒类药物治疗

一、概述

肿瘤细胞毒类药物治疗，又称化学治疗，简称化疗，是利用化学合成的具有细胞毒性的药物来杀伤肿瘤细胞、抑制肿瘤细胞生长的一种治疗方式。经过数十年的发展，化疗在肿瘤治疗中的地位日益提高，不仅是一种姑息疗法或辅助治疗，而且已发展成为某些肿瘤的根治性治疗方法。

二、肿瘤化疗的发展简史

现代化疗最早起源于一个偶然的发现。第一次世界大战期间，德国军队在对意大利巴厘的空袭中投掷了含有氮芥的化学武器炸弹，亚历山大博士在随后的尸检中发现，暴露于氮芥中的死者，其淋巴组织与骨髓的生长受到了抑制。在此基础上，药理学家古德曼与吉尔曼在动物实验中证实了氮芥可有效抑制淋巴瘤的生长，从此开启了化学药物治疗肿瘤的时代。

1948 年，人们发现抗叶酸制剂可使人类急性淋巴细胞性白血病得到缓解，首次证实了化疗药物在人类血液系统肿瘤中的作用；1958 年，美国国立癌症研究所的赫兹博士使用氨甲蝶呤成功治疗绒毛膜癌，显示其不仅局限于血液系统肿瘤，也可在实体肿瘤中发挥抗瘤作用。

随着科技的发展，人们陆续开发出不同作用机制的多种化学抗癌药物。同时，人们利用化疗药物治疗肿瘤的理念也逐渐出现变化。1965 年，霍兰医生等首次提出联合化疗的概念，并使用氨甲蝶呤、长春新碱、6-巯基嘌呤、泼尼松治疗儿童急性淋巴细胞性白血病，成功获得了更长的疾病缓解时间。目前联合化疗已成为肿瘤化疗的主要治疗模式。

1974 年，弗雷医生发现术后给予骨肉瘤病人高剂量的氨甲蝶呤治疗可降低肿瘤的复发率，首次证实了术后辅助化疗的价值；后期，人们发现术前化疗可提高乳腺癌病人手术的保乳率，随后的研究发现术前化疗在多种肿瘤治疗中具有更多的临床益处，术前化疗后被称为新辅助化疗。

肿瘤的化学治疗经历几十年的历史，已发展成为由数十种不同作用机制的药物组成、在肿瘤治疗不同阶段发挥重要作用的治疗方法。

三、化疗药物的代谢动力学

化疗药物的代谢动力学特性包括给药途径及其在人体内的吸收、分布、代谢和排泄等，对指导如何有效地使用药物，并最大可能地减少毒性具有重要的意义。

（一）化学药物的吸收

抗肿瘤药物的给药途径有血管外给药和血管内给药，前者包括口服、肌内注射、腔内注射和鞘内注射，后者包括静脉注射和动脉给药。血管外给药的生物利用度较低，同时药物进入血液循环的时间有不同程度的延迟。口服给药时，部分药物可在胃肠道被转化为无活性的代谢物，如阿糖胞苷在消化道中被破坏，故口服无效。静脉给药不存在药物的延迟吸收和生物利用度的问题。

（二）化学药物的分布

化疗药物吸收进入血液循环系统后，再迅速分布到人体各组织中，在血流量大的组织、肝肾等代谢排泄器官及肿瘤组织中含量较高，但药物在体内的分布总体是不均匀且缺乏特异性的，通过特殊的给药途径或改变剂型的方法，可使药物较高选择性地分布于肿瘤组织内，从而更有效地治疗肿瘤。如通过动脉插管，将药物直接注射到肿瘤供血血管的灌注区域，提高局部药物浓度。此外，化疗药物通过与瘤细胞有亲和性的药物载体结合成复合物，通过载体将药物高度特异而且十分准确地导向靶目标瘤细胞，也可增强药物对瘤细胞的杀灭作用，如紫杉醇脂质体。

（三）化学药物的代谢与排泄

多数化疗药物静脉注射后，通过代谢、排泄消除很快，于几分钟内血药浓度即降至痕量。肝脏是药物的主要代谢器官，体内循环的药物流经肝脏时，药物被肝细胞的各种功能酶催化，大多数转变为无活性的代谢物，但是也有少部分药物在体内转化为活性更强的成分。一些药物如巴比妥类还可以通过诱导肝微粒体酶的产生来增强药物活性，而异烟肼等药物能抑制肝微粒体酶使药物代谢减慢，因此，如化疗期间同时治疗其他疾病时需注意药物的相互作用。化疗药物代谢物主要由肾脏排泄，其次还可通过胆道、肠道、汗腺、肺排泄。部分药物对肝脏和肾脏都有不同程度的损害，化疗前与化疗期间需谨慎评估病人的肝肾功能，对于肝肾功能不全的病人，使用化疗药物需慎重。

此外，已发现多种编码药物代谢酶、转运蛋白的基因存在多态性，可能影响药物的代谢动力学过程，导致病人出现严重的不良反应或治疗无效，如 *UGT1A1* 基因多态性与伊立替康的毒性具有明显的相关性。

四、化疗药物的作用机制

化疗药物种类繁多，其作用机制各不相同，根据药物的作用点不同可以将其主要作用机制归纳如下。

（一）阻碍脱氧核苷酸合成，干扰 DNA 合成

该类药物主要杀伤 S 期的肿瘤细胞，药物包括：氨甲蝶呤、6-巯基嘌呤、氟尿嘧啶、羟基脲、阿糖胞苷等。

（二）烷化作用与 DNA 交叉联结，破坏结构与功能

此类药物直接损伤 DNA，对细胞周期各时相的肿瘤细胞均有杀伤作用，包括：氮芥、环磷酰胺、噻替哌、苯丁酸氮芥、白消安、丝裂霉素、顺铂、奥沙利铂等。

（三）干扰核酸合成中的转录过程，阻碍 RNA 合成

由于 RNA、蛋白质合成有关事件在细胞周期各时相均有发生，故这类药物对细胞周期各时相的肿瘤细胞均有杀伤作用，包括放线菌素 D、多柔比星、柔红

霉素等。

（四）抑制拓扑异构酶，影响 DNA 合成，引起 DNA 断链

这类药物既可抑制 DNA 合成又可损伤 DNA，包括拓扑异构酶 I 抑制剂羟基喜树碱、伊立替康、拓扑替康与拓扑异构酶 II 抑制剂依托泊苷、替尼泊苷等。

（五）抑制微管蛋白聚合，损伤纺锤体，使有丝分裂停滞

该类药物抑制细胞有丝分裂，主要杀伤 M 期肿瘤细胞，包括长春新碱、长春碱、紫杉醇、多西紫杉醇等。

五、化疗药物的耐药性

肿瘤细胞具有内在的、高度有序发展的抗药能力，肿瘤耐药性是影响化疗疗效的主要原因。耐药一般分为天然性耐药与获得性耐药，临床上也称为原发性耐药与继发性耐药。化疗药物的耐药机制主要涉及细胞药效学和细胞药动力学两方面。

（一）细胞药效学相关的耐药机制

（1）药物作用靶向酶的含量增高或与药物的亲和力改变。
（2）肿瘤细胞 DNA 修复增加。
（3）肿瘤细胞代谢替代途径的建立。
（4）细胞凋亡途径受阻。

（二）细胞药动力学相关的耐药机制

（1）肿瘤细胞对化疗药物摄取减少或位于多数化疗药物达不到的中枢或睾丸。

（2）药物活化酶的量或活性减低。

（3）药物去活酶的量或活性增加。

（4）细胞对药物的排出增加。

多药联合使用、选择不同作用机制的药物序贯使用、提高化疗药物剂量等均可在一定程度上克服耐药，但提高药物剂量需要考虑病人的耐受性以及肿瘤对化疗的敏感性，对缺乏化疗敏感性的肿瘤，即使提高药物剂量也很难获得令人满意的效果。

六、化学治疗药物的分类

（一）根据化疗药物的来源、化学结构以及作用机制分类

此分类是根据解剖治疗学及化学分类系统分类，共分为 5 类。

1. 烷化剂

烷化剂问世最早，抗瘤谱广，主要干扰 DNA 复制，半衰期短，毒性较大，常用于大剂量短程疗法或间歇用药。可细分为以下 5 类。

（1）氮芥类：均有活跃的双氯乙基，如氮芥、苯丁酸氮芥、环磷酰胺、异环磷酰胺等，主要用于淋巴瘤、白血病、多发性骨髓瘤等。

（2）乙烯亚胺类：目前仍应用者仅有噻替哌，用于治疗卵巢癌、乳腺癌、膀胱癌等。

（3）亚硝脲类：如卡莫司汀、尼莫司汀、司莫司汀、洛莫司汀等，脂溶性强，能通过血-脑屏障，临床用于脑原发肿瘤及颅内转移瘤的治疗。

（4）烷基磺酸盐：如白消安，口服治疗慢性髓性粒细胞性白血病的慢性期。

（5）其他：临床常用达卡巴嗪（DTIC）及替莫唑胺。DTIC 用于霍奇金淋巴瘤、软组织肿瘤及黑色素瘤的治疗。替莫唑胺为 DTIC 化学类似物，能透过

血-脑屏障，用于治疗脑胶质瘤及黑色素瘤等。

2. 抗代谢类药物

抗代谢类药物与核酸合成所需的叶酸、嘧啶、嘌呤在结构上很相似，通过抑制合成的酶，达到干扰肿瘤增殖的作用。此类药物包括叶酸类似物、嘌呤类似物及嘧啶类似物。

（1）叶酸类似物：包括氨甲蝶呤和培美曲塞，氨甲蝶呤抑制二氢叶酸还原酶（DHFR），阻断核苷前体产生，用于治疗儿童急性淋巴细胞性白血病、Burkitt淋巴瘤及其他非霍奇金淋巴瘤，也可用于乳腺、头颈部、卵巢和膀胱的肿瘤等；大剂量氨甲蝶呤配合亚叶酸亦是骨肉瘤辅助治疗标准方案之一；培美曲塞是一种多靶点叶酸拮抗剂，主要用于间皮瘤和非小细胞肺癌等的治疗。

（2）嘌呤类似物：包括 6-巯基嘌呤（6-MP）、6-巯嘌呤（6-TG）、硫唑嘌呤，还包括克拉屈滨、氟达拉滨等新型嘌呤类似物，在细胞内转变成核苷酸后，干扰 DNA 及 RNA 合成，主要用于血液系统恶性肿瘤的治疗。

（3）嘧啶类似物：尿嘧啶类似物包括 5-氟尿嘧啶（5-Fu）及其口服衍生制剂卡培他滨、替吉奥等。5-Fu 转化为核苷酸后，通过抑制胸苷酸合成酶而抑制DNA 合成，常用于胃癌、结直肠癌及乳腺癌等的治疗。

胞嘧啶类似物包括阿糖胞苷（Ara-C）及吉西他滨。两者磷酸化后嵌入 DNA链，抑制 DNA 多聚酶，干扰 DNA 合成。Ara-C 是治疗急性白血病的重要用药；吉西他滨用于治疗胰腺癌、非小细胞肺癌、乳腺癌。

3. 植物碱及其他天然产物

此类药物是来源于植物的具有抗肿瘤作用的药物，是近年来临床上常用的一类药，其有效成分中以生物碱占多数，主要分为以下 4 类。

（1）长春碱类：包括长春新碱、长春碱及长春瑞滨，可阻止微管蛋白聚合，使细胞被阻滞在有丝分裂期。长春新碱用于治疗儿童白血病和淋巴瘤，长春碱用于膀胱癌、睾丸癌及淋巴瘤的治疗；长春瑞滨用于治疗非小细胞肺癌、乳腺癌。

（2）鬼臼毒素：包括依托泊苷（VP-16）、替尼泊苷（VM-26），作用于拓扑异构酶Ⅱ，阻止断裂 DNA 修复。VP-16 用于治疗睾丸癌、小细胞肺癌等；VM-26 用于儿童急性白血病、恶性胶质瘤、成神经细胞瘤等的治疗，其易透过血-脑屏障，也可用于脑转移癌的治疗。

（3）紫杉类：包括紫杉醇及多西他赛，与 β 微管蛋白特异性结合，阻止微管解聚，导致细胞有丝分裂停止，抗瘤谱广，在卵巢、乳腺、肺、食管、膀胱和头颈部等的恶性肿瘤的治疗中具有核心地位。

（4）喜树碱类：从喜树中分离得到，常用药物包括拓扑替康及伊立替康，是拓扑异构酶Ⅰ抑制剂，诱导单链 DNA 损伤，阻断 DNA 复制。拓扑替康对卵巢癌、小细胞肺癌有效；伊立替康用于治疗转移性结直肠癌。

4. 抗肿瘤抗生素

抗肿瘤抗生素是由微生物产生的具有抗肿瘤活性的化学物质，是在抗生素研究基础上发展起来的，采用不同机制影响及蛋白质的生物合成，使细胞发生变异，影响细胞分裂，导致细胞死亡。分为以下 3 类药物。

（1）放线菌素 D：主要抑制 RNA 的合成，主要用于神经母细胞瘤、肾母细胞瘤、绒毛膜癌、横纹肌肉瘤、睾丸肿瘤及淋巴瘤等的治疗。

（2）蒽环类抗生素：可嵌入 DNA 分子，影响 DNA 和 RNA 的合成。包括多柔比星（阿霉素）、表柔比星（表柔比星）及吡柔比星（吡柔比星），用于治疗白血病、淋巴瘤、乳腺癌、肺癌、卵巢癌、软组织肉瘤等。

（3）其他抗肿瘤抗生素：包括博来霉素、丝裂霉素、平阳霉素等。可引起核苷酸氧化损伤，导致 DNA 链断裂，可用于治疗睾丸癌、卵巢癌、霍奇金淋巴瘤，亦可胸腔给药治疗恶性胸水。

5. 其他

（1）铂类抗肿瘤药物：铂类化合物具有广泛抗肿瘤活性，呈剂量依赖性，是细胞周期非特异性药物。通过与 DNA 结合形成链内和链间交联，导致 DNA 断裂和错码，抑制 DNA 复制和转录。铂类抗肿瘤药物是实体肿瘤化疗中不可或缺的重要药物，包括以下 3 种。

①顺铂：对睾丸肿瘤、乳腺癌、肺癌、头颈部癌、卵巢癌、骨肉瘤、消化道肿瘤及黑色素瘤等均有效。本品吸收迅速，分布广泛，但极少通过血-脑屏障，主要经肾排泄，应用时需大量输液水化，以减低肾毒性。

②卡铂：第二代铂类药物，生化特征、临床抗肿瘤谱与顺铂相似，活性不如顺铂，骨髓抑制较强，但肾毒性、消化道反应及耳毒性均较低。

③奥沙利铂：第三代铂类衍生物，与顺铂无交叉耐药，消化道反应轻，末梢神经炎为剂量限制性毒性，急性神经毒性为喉痉挛，避免接触冷食可减少其发生。与 5-FU 有协同作用，用于治疗结直肠癌。

（2）甲基肼类丙卡巴肼：也称甲苄肼、甲基苄肼，可抑制 DNA、RNA 及蛋白质合成，主要用于治疗恶性淋巴瘤。

（3）酶制剂类抗肿瘤药：门冬酰胺酶，可抑制肿瘤细胞蛋白质的合成，并干扰 DNA、RNA 合成，特异性抑制 G_1 期细胞。临床用于急性白血病、恶性淋巴瘤的治疗。

（二）根据药物作用于细胞周期的不同进行分类

增殖中的细胞均需经过 G_1（或 G_0）、S、G_2 与 M 各期，一分为二，而继续繁殖。根据化疗药物对细胞增殖周期及其各时相的不同作用，可分为以下两类。

1. 细胞周期非特异性药物

此类药物直接破坏 DNA 双链，可杀伤包括休止期（G_0）细胞在内的各种增殖状态细胞，对癌细胞的作用强而快，在能耐受的毒性范围内，剂量-效应曲线接近直线，在浓度和时间关系中浓度是主要因素。主要包括烷化剂、蒽环类抗生素、铂类等。

2. 细胞周期特异性药物

本类药物只能杀伤处于增殖周期中特定时相的细胞，有些药物能在几个时相同时发挥作用，总体来说作用弱而慢，需要一定时间才能发挥杀伤作用，剂量-效应曲线是一条渐近线，在小剂量时类似于直线，达到一定剂量后不再升高。时间是主要的疗效影响因素，因此需要持续给药。常用药物包括：M 期特异性药物，如长春碱类、紫杉类，作用靶点是微管蛋白；G_1 期特异性药物如门冬酰胺酶；S 期特异性药物，如氟尿嘧啶、阿糖胞苷、吉西他滨等抗代谢药物；G_2 期特异性药物包括博来霉素及依托泊苷。

七、化学治疗药物的常见不良反应及处理

目前临床应用的化疗药物均属细胞毒性药物，也就是直接破坏细胞结构的药物。由于肿瘤细胞与正常细胞间缺少根本性的代谢差异，因此，所有化疗药物都会不同程度地损伤正常细胞，从而出现各种毒、副反应。抗肿瘤药物常见毒性反应分为近期毒性（指给药后 4 周内发生的不良反应）和远期毒性。除局部刺激外，毒性反应大多发生于增殖迅速的组织。远期毒性主要见于长期生存者。

（一）近期不良反应及处理

1. 局部反应

（1）局部药物渗漏后的组织反应：有刺激性的药物如蒽环类、长春碱类、氮芥、鬼臼毒素等静脉注射时如外漏，即可引起局部组织发炎、红肿、疼痛，甚至坏死。此类并发症重在预防。发生化疗药物外渗时，应立即停止用药，切不可进行即时热敷，在外漏处周围注射生理盐水，并以普鲁卡因局部封闭，或用冰袋冷敷 6~12 小时，亦可用 50%硫酸镁溶液湿敷。深静脉置管可避免药物外漏。

（2）血栓性静脉炎：输入刺激性化疗药物可导致血管壁的损伤，导致血栓形成，常见于卡莫司汀、长春瑞滨、氮芥或药物分散剂（如乙醇）等。临床表现为沿静脉走行的红、肿、痛和明显的压痛，并可触及索状静脉。停止输液后，抬高患肢及热敷，症状可在短期内消退且不易复发。

2. 全身反应

（1）发热：部分化疗药物可引起药物热，如吉西他滨、阿糖胞苷、博来霉素等，可对症退热，需要与感染性发热、肿瘤热等区别。

（2）变态反应：多种化疗药物可引起过敏反应，如门冬酰胺酶、紫杉醇、博来霉素等。最严重者为速发型过敏反应，多于输注后几分钟内发生，与剂量无关。紫杉醇给药前应常规给予皮质固醇和抗组胺药物，预防或减轻过敏反应的发生。

（3）消化系统毒性。

①恶心、呕吐：是化疗药物最常见的毒副作用。较强烈的致吐剂有顺铂、大剂量环磷酰胺、放线菌素 D、氮芥等，该作用是化疗药物刺激胃肠道或刺激大脑呕吐中枢所引起的。主要给予止吐药物，例如吩噻嗪类、激素、5-羟色胺受体拮抗剂、NK 受体拮抗剂，应根据药物致吐程度及呕吐类型选用，一般在化疗前提前给药。

②口腔黏膜炎：化疗药物导致细胞分裂旺盛的口腔黏膜细胞的直接损伤和继发性感染形成口腔黏膜炎。易引起口腔黏膜炎的药物包括氨甲蝶呤、氟尿嘧啶、多柔比星、培美曲塞等。治疗以对症治疗为主，注意口腔清洁及预防感染。局部止痛可选用利多卡因溶液含漱，口腔清洁可使用氯己定溶液含漱。

③腹泻：主要原因是化疗药物对肠道黏膜的急性损伤导致的肠道吸收和分泌失衡。常见的可以诱发化疗相关性腹泻的药物包括多西他赛、伊立替康和氟尿嘧啶等，治疗包括静脉补液、给予洛哌丁胺、阿托品、奥曲肽和抗生素治疗等。

④便秘：长春碱类可影响胃肠道运动功能而产生便秘和麻痹性肠梗阻，老年人和长春碱用量高的病人更易发生。便秘的预防措施包括高纤维饮食，饮用充足液体、适当运动、使用大便软化剂、调解胃肠蠕动药品（乳果糖）或轻泻剂（番泻叶等）。

（4）骨髓抑制：骨髓抑制是多数细胞毒类抗肿瘤药物最常见的不良反应及剂量限制性毒性，化疗药物可诱导骨髓中分裂旺盛的造血细胞凋亡，并导致不同功能分化阶段的血细胞，主要包括白细胞、血小板和红细胞数量的减少。

骨髓抑制的类别、严重程度随化疗药物种类的不同而改变，多数烷化剂可导致严重的甚至是不可逆的骨髓抑制；蒽环类、鬼臼毒素类等也可引起较严重的骨髓抑制；吉西他滨、卡铂对血小板的抑制作用更加明显。

近年来，使用粒细胞集落刺激因子及粒细胞-单核巨噬细胞集落刺激因子、白介素11、促血小板生成素以及促红细胞生成素可以促进骨髓造血干细胞的分化和增殖，一定程度上降低化疗药物对骨髓抑制的程度和持续时间。

（5）肺毒性：多种化疗药物可导致肺、气道、胸膜和肺循环系统的损伤。细胞毒类药物主要有博来霉素、丝裂霉素、氨甲蝶呤、环磷酰胺、阿糖胞苷、吉西他滨、氟达拉滨、紫杉醇、伊立替康等。最常见的药物性肺损伤为间质性肺病及肺纤维化。一旦确定药物性肺损伤，应立即停用致病药物，并应用大剂量皮质类固醇激素治疗，逐渐减量并维持足够长的时间，必要时配合有效抗生素预防可能发生的感染，低流量氧气吸入以缓解症状。

（6）心脏毒性：心脏毒性包括急性心肌毒性和慢性心肌病变两类。急性心肌损害可表现为心电图异常、室性或室上性心动过速、房室传导阻滞等心律失常，一般可在停药后自行恢复；慢性心肌病变则较为严重，可表现为充血性心力衰竭、心肌缺血、心律失常和心包炎等。可引起心脏毒性的药物包括蒽环类、紫杉类、环磷酰胺等。

心脏毒性的发生与药物的累积剂量有关，在蒽环类药物中最为明显。预防蒽环类心脏毒性最重要的是要限制累积剂量，治疗中密切监测心脏毒性。此外右丙亚胺可通过与氧自由基结合而降低蒽环类心脏毒性。

（7）肝脏毒性：几乎所有类型的化疗药物都可导致药物性肝损伤，因为许多化疗药物都需要经过肝脏代谢或排泄。肝脏损伤可以是急性、一过性的，如药物性肝炎、静脉闭塞性肝病；也可因长期用药引起慢性肝脏损伤，如肝纤维化、脂肪变性、肉芽肿形成和嗜酸性粒细胞浸润等。常见的可引起肝损伤的药物有烷化剂、门冬酰胺酶、阿糖胞苷、依托泊苷、硫唑嘌呤、巯嘌呤和大剂量氨甲蝶呤。氨甲蝶呤长期应用可导致肝纤维化和肝硬化。化疗药物也可因对免疫系统的抑制作用，激活潜伏的乙型和丙型肝炎病毒，导致肝损伤。

肝损伤多为一过性，保肝治疗后可恢复。如果合并肝脏转移肿瘤、病毒感染、脂肪肝、肝硬化等因素时，如需化疗，应同时应用保肝药物，必要时调整化疗药物剂量。临床常用的保肝药物包括甘草酸制剂、磷脂酰胆碱、腺苷蛋氨酸、谷胱甘肽等。

（8）神经毒性：化疗药物可以造成中枢和外周神经毒性。中枢神经毒性可表现为急性的非细菌性脑膜炎以及慢性进展的偏瘫、失语、认知功能障碍和痴呆。可致中枢神经毒性的药物主要有氨甲蝶呤、阿糖胞苷、高剂量异环磷酰胺和氟尿嘧啶类药物等。外周神经毒性包括感觉和运动神经损伤。感觉神经损伤可表现为四肢末端的感觉异常、感觉迟钝、烧灼感、疼痛和麻木，运动神经损伤可表现为肌无力和肌萎缩，如影响自主神经，可出现膀胱张力减弱、便秘甚至麻痹性肠梗阻。具有外周神经毒性的药物主要包括紫杉类、铂类和长春碱类。

神经毒性的发生和严重程度与药物的累积剂量和剂量强度明显相关，目前减轻和控制外周神经毒性的主要方法是控制累积剂量和降低剂量强度。化疗药物导致的神经毒性多可于停药后逐渐恢复，可配合神经营养药物及理疗等手段协助恢复。

（9）皮肤毒性：化疗药物引起的全身皮肤毒性多种多样，主要包括手足综合征、放射回忆反应、痤疮样皮疹、色素沉着、甲沟炎和指甲改变等。手足综合征是手掌-足底感觉迟钝或化疗引起的肢端红斑，是一种皮肤毒性反应，最常引起手足综合征的药物包括卡培他滨、博来霉素、阿糖胞苷和多西他赛等。防治措施包括宣教病人应穿戴宽松的鞋袜、手套以避免手足的频繁摩擦和过度受压，药物减量或停止给药后症状可缓解。放射回忆反应主要表现为，曾接受过放疗的皮肤部位在应用化疗药物后再次出现类似于放疗性皮肤损伤的表现。最常引发放射性回忆反应的药物有多柔比星和放线菌素 D。

（10）脱发：化疗药物可以损伤产生头发的增殖期毛囊细胞，可以导致暂时性或永久性的脱发。脱发可发生于化疗后的数天至数周内，可引起明显脱发的药物包括蒽环类、环磷酰胺、多西他赛等。脱发多为暂时性，一般停药 1~2 个月后可再生。尚无有效的预防及治疗措施。

（11）泌尿系统毒性：化疗药物的泌尿系统毒性包括肾实质损伤及泌尿道刺激反应。

①肾实质损伤：肾脏是药物及其代谢产物的主要排泄器官，易受到药物损伤。化疗药物可以直接损伤肾小球、肾小管、肾间质或肾的微循环系统，导致无症状的血清尿素氮、肌酐升高，甚至急性肾衰竭。也可因药物在肾小管液中的溶解度饱和导致的排泄障碍和肿瘤溶解综合征等间接因素导致损伤。常见的可致肾毒性的药物包括顺铂、大剂量氨甲蝶呤、丝裂霉素、亚硝脲类和异环磷酰胺等。化疗药物引起的肾损伤以预防为主，化疗前检查病人肾功能，如果有肾功能损害应慎用肾毒性化疗药物，或根据肾小球滤过率调整药物剂量、水化利尿以及碱化尿液等。

②泌尿道刺激反应：引起泌尿道刺激反应的药物主要是环磷酰胺和异环磷酰胺，两者的代谢产物丙烯醛可以刺激膀胱，导致膀胱黏膜损伤，引起出血性膀胱炎。同时应用美司钠可预防出血性膀胱炎的发生。此外，喜树碱类也有膀胱刺激性，可引起血尿。

（二）远期毒副作用

随着肿瘤治疗疗效的提高，长期生存病人增多，远期毒性越来越受到关注，这些毒性主要包括生殖毒性和第二肿瘤的发生。

1. 生殖毒性

生殖毒性主要包括致畸和不育等。许多化疗药物可直接损伤性腺，引起不育，以烷化剂最为突出。对成年男性的伤害主要是损害睾丸，减少精子生成甚至导致无精，影响生育能力。对成年女性，化疗药物可以使卵巢中的初级卵泡丢失，引起排卵和内分泌功能失调。烷化剂对卵巢的损害最为严重，剂量越大对卵巢损害越严重。同时还与接受治疗的年龄有关，对卵巢功能较为旺盛的妇女的损害更严重。多数抗癌药物还可影响细胞的染色体，引起胎儿畸形。

化疗药物引起的性腺功能异常尚无有效预防与治疗措施，减少药物剂量可部分减轻化疗药导致的性腺损伤。另外对于卵巢功能较为旺盛的妇女，应用化疗药物的同时应用卵巢功能抑制的药物，如促性腺激素释放激素类似物，可减少化疗药对卵巢的损伤，起到保护卵巢的作用。

2. 第二肿瘤

许多研究表明接受长期化疗的病人第二原发肿瘤发生率显著升高，第二肿瘤以白血病、淋巴瘤及膀胱癌最为常见。此种毒性以烷化剂最为突出，通常发生于初次治疗的 2 年以后，第 5~10 年是高峰期。有报道称，联合放疗时第二肿瘤的发生率进一步增高。化疗导致第二原发肿瘤的机制尚不明确，可能是许多化疗药物本身具有致癌性，同时化疗药物又可抑制机体免疫功能而导致肿瘤细胞逃避免疫监视，使机体丧失了清除突变细胞的能力，导致第二原发肿瘤发生率增高。

八、化学治疗药物的应用原则

临床中常采用单药、两药或多药联合组成化疗方案的形式进行抗肿瘤治疗，只有在了解药物作用机制、药代动力学、肿瘤生物学特点以及病人临床特点的基础上，针对不同治疗目的，把握好用药时机，合理选择药物的组合、剂量和疗程等，方能达到最好疗效。

（一）联合化疗

肿瘤具有异质性，并且肿瘤细胞在组织中分别处于不同周期时相，对药物敏感性各异，单用一种药物很难完全杀灭。如将不同作用机制的药物联合应用，有助于更快速地杀灭不同类型，不同时相的肿瘤细胞，减少耐药的发生，提高疗效。但是，联合化疗并非随意选择几种药物进行简单的拼凑，在设计方案时需要遵循一定原则，具体如下。

（1）选用的药物一般应为单药应用有效的药物。只有在已知有增效作用，并且不增加毒性的情况下，方可选择单用无效的药物。

（2）各种药物之间的作用机制及发挥作用的细胞周期时相各异。

（3）各种药物之间有或可能有互相增效作用。

（4）毒性作用的靶器官不同，或者虽然作用于同一靶器官，但是作用的时间不同。

（5）各种药物之间无交叉耐药性。

（6）合适的剂量和方案，根据药代动力学及作用机制安排给药顺序，避免拮抗。

需要注意的是，在进行合理思考和设计后，联合方案的疗效和安全性仍然必须经临床研究证实，特别是考虑替代现有的标准治疗时，更加需要进行严谨的比较。

（二）多周期治疗

根据对数杀伤理论，化疗药物按比例杀灭肿瘤细胞，鉴于目前化疗药物的有效率，即使对于较小肿瘤，单周期化疗也难以将肿瘤细胞减少到可治愈的数量级。多周期治疗即通过定期给予的多次用药，实现肿瘤细胞数目的持续逐级递减，可以提高疗效。

（三）合适的用药剂量

多数化疗药物的治疗窗狭窄，在组成联合方案时尤其需要谨慎确定剂量。通过临床研究进行剂量爬坡确定各种药物的推荐剂量，并根据病人的体表面积计算具体用量。当然计算剂量并非一成不变，在治疗中需要根据病人发生的不良反应按规定减量，甚至在治疗初始，即需要根据病人年龄、伴随疾病等进行剂量调整，以保证治疗安全有效地进行。药物剂量调整也不能随意而为，因为细胞毒药物疗效多数是跟剂量呈线性相关的，在病人能耐受的前提下，应尽量给予充足剂量以保证疗效，减量应该有充分的理由并遵循统一、严格的方案。目前描述剂量使用情况的度量单位仍为剂量强度，是指化疗周期内单位时间内给予的药物剂量，单位为 $mg/（m^2 \cdot w）$。

（四）合适的用药时间

药物的给药间隔时间和顺序都可能会影响疗效和毒性，其设定依据取决于药物的作用机制。如化疗药物主要作用于增殖旺盛的细胞，因此剂量限制性毒性往往为骨髓毒性和消化道等其他系统或器官毒性反应，一定的给药间隔是保证正常组织及时修复所必需的，在不良反应消失或减低至 I 度前不宜给予同种药物或具有相同毒性的其他药物。由于不同不良反应的中位持续时间和出现时间都不相同，临床给药时应重点关注各种不良反应是否在给药间隔期内及时恢复，是否能按时进行后续治疗，抑或需要剂量调整及化疗延迟。

设计联合方案的给药间隔时也会考虑不同的治疗目的，如剂量密集型方案往往针对有希望接受根治术的局部进展期肿瘤、肿瘤负荷较大的晚期肿瘤或化疗敏感肿瘤的初始治疗，其追求短时间内杀灭多量肿瘤细胞，因此在保障安全性的前提下，应依据药物代谢特征，按时给药。

（五）合适的给药顺序

出于细胞周期和药代动力学的考虑，一些化疗方案中规定了给药顺序。联合化疗中常用的策略之一为先使用细胞周期非特异性药物，减小肿瘤负荷，使更多的期细胞进入增殖周期后，再使用细胞周期特异性药物，杀灭增殖活跃的肿瘤细胞。又如，顺铂可使紫杉醇的清除率降低，若使用顺铂后再给紫杉醇，可产生较为严重的骨髓抑制现象，因此应先给予紫杉醇，再给予顺铂。又如氨甲蝶呤滴注6小时后再滴注氟尿嘧啶的疗效最好而且毒性减弱。

（六）合适的给药途径

化疗药物给药途径可分为静脉给药、口服给药和局部给药。三种方式分别具有不同的优缺点，治疗时应该根据治疗目的，选择合适的给药途径。

1. 静脉给药的特点

肿瘤药物的治疗窗多较狭窄，静脉给药可以减小药物吸收过程中的差异，便于准确给予剂量，同时也可避免刺激性药物对于胃肠道、皮肤和肌肉的毒性，因此是最常用的给予途径，但是静脉给药多为一次性或短时间内几次给予，给药后一旦发生严重不良反应，可能会持续一段时间或者出现后延加重现象，恢复过程受制于肝肾功能及药物本身的代谢清除特点。静脉给药的维持时间也取决于药物的作用机制和代谢特点，如细胞周期非特异性药物常采用一次性静脉给药的方式，保证短时内达到高血药浓度；对于细胞周期特异性药物，往往通过缓慢甚至持续静脉滴注、肌内注射或口服给药等方式来延长药物的作用时间。

2. 口服给药的特点

口服药物治疗具有药物作用持久、平缓、用药方便、毒性低的特点，并且易于随时调整或撤除药物，但也受到药物生物利用度等的影响，部分药物胃肠道吸收不完全，可能会影响疗效。

3. 局部给药的特点

在一些特殊的情况下，需要局部给药以达到最佳治疗效果。局部给药包括腔内化疗、鞘内化疗和动脉内化疗。腔内化疗又分为胸腔内化疗、腹腔内化疗、心包内化疗和膀胱内注药。这种治疗模式是通过药物直接与局部肿瘤细胞接触，杀死局部肿瘤细胞，而对全身正常组织的影响较小，能够减轻全身的毒性反应。由于多数药物不能通过血-脑屏障，在中枢神经系统受侵或受侵风险大时，需要鞘内注射药物。对于浓度依赖性的抗肿瘤药物，局部药物浓度对于疗效是至关重要的，而动脉内给药化疗既可提高肿瘤局部浓度，又不增加全身毒性。药代动力学表明，动脉内药物灌注术，药物首先进入靶器官，使靶器官药物分布量不受血液分布的影响，同时靶器官的首过效应使其成为全身药物分布最多的部位。动脉内给药对于某些实质性脏器肿瘤的治疗具有优越性，如原发性肝癌的动脉内化疗可以使肿瘤缩小，达到可手术的水平，并能够最大程度地减少肝功能损害。

（七）不同化疗周期的合理安排

1. 交替化疗

既往认为，为了减少肿瘤细胞的耐药性，应尽早给予足够强度的多药联合治疗，最大程度地杀灭肿瘤细胞，因此交替化疗是将非交叉耐药的药物或联合化疗方案交替使用，但该理论近年来并未得到证实。

2. 序贯化疗

序贯化疗是指先后给予一定周期数的非交叉耐药的药物或化疗方案，如在乳腺癌的辅助化疗中，推荐四周期多柔比星联合环磷酰胺后序贯四周期多西他赛或紫杉醇。

3. 巩固治疗

采用与初始治疗不同的药物，设想为肿瘤负荷最小时，尽早使用非交叉耐药的药物以防止耐药发生。有些肿瘤诱导缓解后，进一步巩固化疗时要求剂量比常规诱导化疗的量大，也称为强化巩固治疗，广义中巩固的方式包括放射治疗。

4. 维持治疗

采用初始治疗中的药物进行维持，相当于初始治疗中筛选得到的化疗敏感药物，以使治疗效果达到最优化。

九、化学治疗在肿瘤治疗中的应用

抗肿瘤药物的临床应用可简略分为：根治性药物治疗，如滋养细胞肿瘤、部分血液系统肿瘤等；转移性肿瘤的姑息治疗；肿瘤根治术后的辅助治疗；因各种原因未能对可切除肿瘤进行手术或放疗。姑息治疗和辅助治疗具有完全不同的治疗目的，化疗在前者起着主导性的作用，而在后者仅为手术的辅助性治疗手段。

随着新机制及新剂型药物的不断研发，化学治疗亦从单纯的姑息性治疗向根治性治疗过渡，在肿瘤治疗中发挥着日益重要的作用。但是单纯通过药物就能够治愈的肿瘤依旧较少，多数仍需要配合放疗、手术等局部治疗手段进行多学科综合治疗，最终达到提高疗效及延长生存期的目的。经过化学治疗，不同肿瘤的治疗水平可分为4类：①可根治肿瘤（治愈率>30%），主要有滋养细胞肿瘤，睾丸生殖细胞肿瘤，霍奇金淋巴瘤，部分非霍奇金淋巴瘤，儿童急性淋巴细胞扫血病，儿童神经母细胞瘤和 Wilms 瘤等；②少数疾病患者的肿瘤可能根治（治愈率<30%），包括急性粒细胞白血病，成人急性淋巴细胞白血病、骨肉瘤、小细胞肺癌、乳腺癌和卵巢癌等；③有姑息疗效的肿瘤，包括头颈部癌、胃肠道肿瘤、肾癌、肝癌、黑色素瘤、子宫内膜癌、前列腺癌、慢性白血病和多发性骨髓瘤等；④作为辅助手段可提高手术根治率的肿瘤包括乳腺癌、胃癌、结直肠癌、骨

肉瘤、胃肠间质瘤、非小细胞肺癌、视网膜母细胞瘤和神经母细胞瘤等。

根据化疗的目的及疗效进行分类。可分为以下 6 种。

（一）根治性化疗

有些肿瘤经积极化疗后可望治愈，如急性白血病（特别是小儿急性淋巴细胞白血病）、绒毛膜癌、恶性葡萄胎、霍奇金病、非霍金淋巴瘤及睾丸癌等。一旦确诊，应尽早开始给予正规化疗，强调足剂量、足疗程的标准化疗，并且应积极给予强力止吐药物、集落刺激因子等对症支持治疗，以保证治疗的安全性、病人的耐受性及依从性，尽量避免减低剂量及延长化疗后的间歇期，不可在取得临床完全缓解后即中止治疗，应要求病人完成根治性的全程治疗方案。治疗不正规或半途而废将会使病人失去宝贵的治愈机会。

（二）姑息性化疗

大多数实体肿瘤无法通过单纯药物治疗实现治愈，如肺癌、胰腺癌、胃癌、乳腺癌、结直肠癌、肾癌、恶性黑色素瘤等，一旦发生远处转移，失去手术等根治性治疗机会，即进入姑息性治疗范畴。此时，通过药物治疗，可使部分病人肿瘤体积缩小，症状减轻，疾病得以控制，延长生存期，但很难得到治愈机会。

尽管不能治愈肿瘤，但姑息性化疗的价值仍不可否认。例如对于胃癌，仅接受最佳支持治疗，病人中位生存期仅 4~6 个月，而通过合理药物治疗，中位生存期可延至 11 个月以上。更重要的是，伴随着肿瘤体积缩小，所导致相关症状得以缓解，肿瘤负荷所导致的系统性反应综合征减轻，营养状况改善，病人生活质量得以改善。另外需要注意，虽然晚期肿瘤病人会发生多部位的远处转移，但在一定时期内，造成主要症状或危及生命的转移部位有时仍相对局限。经过系统性药物治疗使疾病达到一定程度控制后，可为后续局部治疗创造条件，如转移淋巴结的放疗，或肝转移病灶的手术、射频消融治疗等，通过多学科多种手段使晚期肿瘤病人的治疗获益最大化。总之，姑息化疗的主要目的是提高患者生活质量和延长生存期。

（三）辅助化疗

辅助化学治疗是在手术和放射治疗后给予的辅助性药物治疗，希望在采取有效的局部治疗后，针对潜在转移病灶，防止复发而进行的化疗。术后化疗的优势在于，手术可以有效降低体内肿瘤负荷，从而降低耐药细胞发生率，提高化疗敏感性，减少疾病复发及与肿瘤相关的死亡。业已通过临床研究证实能从辅助化疗中获益的肿瘤有乳腺癌、结直肠癌、非小细胞肺癌、卵巢癌、骨肉瘤和胃癌等。

但并非所有肿瘤病人在进行根治术后都需辅助化疗，早期病人往往不需要。各类肿瘤均应严格按照临床研究中获益人群的病理分期、分型进行分类，只有符合适应证的病人才可接受辅助化疗。

（四）新辅助化疗

新辅助化疗的概念缘于辅助化疗。对于未发生远处转移的局部进展期肿瘤病人，在接受手术治疗前，先进行化疗，主要作用在于：①缩小肿瘤体积，降低临床分期，提高根治手术切除率；②在不影响治愈性的前提下，提高乳腺癌、骨肉瘤、头颈部鳞癌和直肠癌的器官保全率和生活质量；③清除或抑制可能存在的微转移灶；④进行体内药物敏感试验，为进一步的药物治疗提供重要指导。新辅助化疗策略已应用于局部晚期乳腺癌、骨肉瘤、头颈鳞癌、直肠癌和胃癌等。

根据新辅助化疗的目的，可以看到追求肿瘤体积缩小、降期是其特点，因此在选择药物时强调高效药物的强强联合，针对可能发生的不良反应，提早预防积极处理，避免因此影响疗效；在决定治疗方案和时限时既要考虑疗效又要兼顾安全性，不能增加围术期并发症；同姑息性化疗仅依赖于影像学判效不同，新辅助治疗后可以获得手术标本，因此病理学观察肿瘤退缩分级也将提供重要的参考价值，决定后续治疗。

（五）同步放化疗

同步放化疗指同时进行化疗和放疗，一方面可以通过化疗药物的增敏作用，提高放疗对肿瘤的局部控制；另一方面，可以发挥化疗的全身治疗作用，降低远处转移的发生率。同步放化疗可以提高疗效的肿瘤主要有小细胞肺癌和头颈部鳞癌，在食管癌、直肠癌等肿瘤中也已有研究结果，显示了其显著的疗效和安全性。进行同步放化疗时，化疗药物的剂量一般需要相应减少。

（六）腔内化疗

腔内化疗主要指体腔内直接注入化学药物，实现局部肿瘤或癌性积液的控制，包括鞘内注射、腹腔注射和胸腔注射。有些药物不能通过血-脑屏障，所以必须给予鞘内注射（直接注射入脑脊液中）才能有抗肿瘤的作用。胸腹腔内化学治疗也是一种局部化学治疗，是治疗恶性胸腹水的主要手段。化疗药物先集中在胸腔或腹腔，具有同全身给药不同的药代动力学，主要在体腔内发挥作用，但部分药物也可被吸收到体循环血液中，达到系统化学治疗的作用。

第二节　肿瘤分子靶向治疗

如何将肿瘤细胞与正常细胞在治疗上区别开来，一直是肿瘤学探索的方向。几十年来，随着分子生物学技术和细胞遗传学等领域的发展，对肿瘤发生发展的分子机制，包括染色体异常、癌基因扩增、生长因子及其受体的过表达、肿瘤相关信号转导通路的激活等的认识不断深入，越来越多的针对不同靶点的分子靶向药物用于肿瘤治疗，迅速扩展着肿瘤药物治疗的领域，推进着肿瘤治疗观念和理论的发展。21 世纪是分子靶向药物在临床上获得重大突破、取得丰硕成果的时期。分子靶向治疗的研究目前已成为临床肿瘤学中最重要的热点领域。肿瘤分子靶向药物根据药物化学结构分为单抗隆抗体和小分子化合物。

一、分子靶向治疗的定义和特点

分子靶向治疗，是指"针对参与肿瘤发生发展过程的细胞信号转导和其他生物学途径的治疗手段"。广义的分子靶点包括了参与肿瘤细胞分化、增殖、周期调控、凋亡、迁移、侵袭、全身转移等多个过程的，从 DNA 到蛋白/酶水平的任何亚细胞分子。细胞毒类药物虽然能有效地杀灭肿瘤细胞，但由于其针对性不强，会同时损伤机体正常新陈代谢的细胞，并由此产生一系列毒性反应。而分子靶向治疗可以相对选择性地作用于与肿瘤细胞相关的分子，相应地减轻了毒性反应的程度，提高了疗效。而且由于作用机制不同，分子靶向治疗对一些传统化疗效果不佳的肿瘤，也有可能获得明显疗效。

二、分子靶向药物的作用机制

靶向药物可以通过多种机制干扰肿瘤细胞的增殖和播散，主要有：①干扰或阻断与细胞分裂、迁移和细胞外信号转导等参与细胞基本功能调控的信号转导分子，抑制细胞增殖或诱导凋亡。例如，特异性结合细胞膜上生长因子受体或细胞膜分化抗原，阻断细胞增殖信号通路，或诱导免疫应答，通过抗体依赖性细胞介导的细胞毒作用和补体介导的细胞毒作用等杀伤肿瘤细胞；阻断细胞内信号转导通路，目前临床应用及研究较多的是以酪氨酸激酶及其下游信号转导通路关键分子为作用点的靶向治疗。②作用于细胞周期蛋白，抑制肿瘤生长并诱导细胞程序性死亡，即细胞凋亡。③直接作用于与凋亡相关的分子，诱导肿瘤细胞的凋亡。④通过刺激或激活免疫系统，直接识别和杀伤肿瘤细胞或通过携带的毒性物质杀伤肿瘤细胞。⑤针对肿瘤细胞表现遗传学异常的靶向药物作用于 DNA 异常甲基化、组蛋白去乙酰化异常及其所致染色体结构异常，恢复抑癌基因的活性。⑥抑制肿瘤血管的新生，破坏肿瘤生长微环境。⑦抑制细胞外基质降解，从而抑制肿瘤细胞侵袭转移。

乳腺癌的内分泌治疗是最早的靶向治疗，作用的分子靶点是雌激素受体（estrogen receptor，ER）。正常的乳腺上皮细胞表达 ER，雌激素与 ER 结合后，可以促进乳腺上皮细胞的增殖和生长。对于 ER 阳性的乳腺癌细胞，雌激素与 ER 的结合可以促进肿瘤细胞的增殖，阻止这一信号通路的激活，可以抑制肿瘤的生长。目前已有多种不同作用机制的乳腺癌内分泌治疗药物，包括与 ER 竞争性结合的 ER 拮抗剂：抑制雌激素合成的芳香化酶抑制剂和破坏细胞内 ER 的 ER 降解剂等。如今内分泌治疗已经成为乳腺癌术后辅助治疗和晚期姑息治疗的主要治疗选择。

随着分子靶向药物作用机制研究的不断深入，必将有更多不同作用机制的靶向治疗药物出现，包括一些作用于多靶点的靶向治疗药物，如舒尼替尼和索拉非尼，它们能够同时抑制血小板衍生生长因子受体等，既能抑制肿瘤细胞的增生，又有抗新生血管形成的作用。

三、分子靶向药物的分类

（一）按照分子靶向药物靶点的空间定位分类

1. 作用于细胞膜的药物

此类药物主要是针对跨膜生长因子受体或细胞膜分化抗原。例如：①作用于表皮生长因子受体（epidermal growth factor receptor，EGFR）的单克隆抗体西妥昔单抗，主要用于治疗晚期结直肠癌、头颈部鳞癌；②；表皮生长因子受体酪氨酸激酶抑制剂（epidermal growth factor receptor tyrosine kinase inhibitor，EGFR-TKI）吉非替尼、厄洛替尼和埃克替尼，主要用于治疗 EGFR 基因敏感突变的晚期非小细胞肺癌；③作用于 HER-2 受体的单克隆抗体曲妥珠单抗，主要治疗 HER-2 过表达的乳腺癌和胃癌；④作用于 CD20 抗原的利妥昔单抗，主要治疗 CD20 表达阳性的 B 细胞淋巴瘤；⑤针对免疫耐受机制起作用的 CTLA4 单抗，阻断活化 T 细胞表面的 PD-1 或其配体 PD-L1 的单抗等，PD-1 单抗 Nivolumab 已被美国 FDA 批准用于治疗黑色素瘤和晚期鳞状非小细胞肺癌，Pembrolizumab 则被美国 FDA 批准用于治疗黑色素瘤。

2. 作用于细胞质的药物

此类药物靶向于细胞内信号转导过程，例如 mTOR 抑制剂依维莫司，目前已用于与依西美坦联合治疗来曲唑或阿那曲唑治疗失败的晚期激素受体阳性、HER-2 阴性的绝经后乳腺癌；还有 MEK 激酶抑制剂 AZD6244、PI3K 抑制剂 BCT226 和 BEZ235 等。

3. 作用于细胞核的药物

此类药物靶向于 DNA 或 RNA，例如：①组蛋白去乙酰化酶抑制剂伏立诺他用于治疗皮肤 T 细胞淋巴瘤，西达苯胺用于外周 T 细胞淋巴瘤；②DNA 甲基转移酶抑制剂地西他滨用于治疗骨髓增生异常综合征；③针对细胞周期依赖性激酶的 seliciclib。

4. 作用于癌细胞外环境的药物

主要是抗肿瘤相关血管生成或抑制细胞外基质降解。例如：①重组人源化血管内皮生长因子单克隆抗体贝伐单抗主要用于结直肠癌、乳腺癌和非小细胞肺癌的治疗；②重组人血管内皮抑制素等；③抑制细胞外基质降解的药物，如基质金属蛋白酶抑制剂。

(二) 按照分子靶向药物的结构分类

1. 单克隆抗体

作用于生长因子受体、细胞表面抗原及其他细胞蛋白，如作用于 CD20 抗原的利妥昔单抗。

2. 小分子化合物

可以作用于细胞结构中几乎所有靶点，如以埃克替尼。

3. 小干扰 RNA

此类药物作用于 RNA。

4. 反义寡核苷酸

此类药物作用于 RNA、DNA 和蛋白。

5. 经修饰的肽

这类药物可作用于生长因子受体、细胞表面抗原、细胞外和细胞内蛋白（例如酶类和信号转导分子）。

6. 核酶

核酶作用于肿瘤细胞的 RNA 和 DNA。

目前临床上应用最广泛的是小分子和单克隆抗体类药物。小分子药物可以穿透细胞膜，通过与细胞内的靶分子结合发挥作用，另外可通过血-脑屏障进入中枢神经系统。单克隆抗体类药物不能穿透细胞膜，而是作用于细胞外或细胞表面的分子。小分子和抗体类药物的研发过程各不相同，小分子药物主要通过大量化合物的筛选和优化，在成千上万种化合物中筛选出与靶分子作用最有效的一种，之后对筛选出的化合物进行化学修饰和再次筛选，最后进入临床前研究。抗体类药物的诞生是免疫技术和基因工程技术综合发展的结果，最初的抗体是通过用靶分子蛋白免疫动物获得的，但这时的抗体因为是动物源性的，应用于人体后具有较强的免疫原性，容易被人体的免疫机制清除，所以还需要对抗体进行"人源化"以降低其免疫原性。人源化是通过基因工程技术，尽可能地将非人类抗体的分子结构部分，替换成人类的抗体分子结构的过程。

四、分子靶向药物的疗效

靶向药物的疗效与肿瘤细胞是否具有相对应的靶点有关。

靶向药物是针对靶点的治疗，即使是不同病理类型的肿瘤，只要存在相应的靶点，均可能有效。例如针对 CD20 抗原的利妥昔单抗，对肿瘤组织表达 CD20 抗原的不同类型的 B 细胞淋巴瘤病人均有治疗作用。由此可见，靶向治疗使得祖国传统医学所倡导的"异病同治、同病异治、辨证施治"的理论在现代肿瘤治疗学中得到发挥，针对特异性靶点的个体化治疗成为未来肿瘤内科治疗的发展方向。

（一）伊马替尼治疗费城染色体阳性的慢性髓系白血病

费城染色体存在于约 95% 的慢性髓系白血病患者中。伊马替尼是一种小分子酪氨酸激酶抑制剂，可以抑制 *BCR - ABL* 基因。此药治疗 bcr-abl 阳性的慢性髓系白血病患者，血液学缓解率接近 90%，而细胞遗传学缓解率约 60%。伊马替尼的成功之处是能够作用于对特定病种的发生、发展具有决定性作用的基因靶点，也就是人们常说的驱动基因。

（二）EGFR-TKI 治疗 *EGFR* 基因敏感突变阳性的非小细胞肺癌

与伊马替尼不同，EGFR-TKI 的疗效预测指标是在临床应用后才被发现的。在早期的临床试验中，虽然已经发现此类药物对肺腺癌、非吸烟者、女性和亚裔病人的效率更高，但并不了解其确切的分子机制。后来的研究发现 *EGFR* 基因敏感突变才是此类药物的疗效预测指标。临床分子流行病学研究结果显示，50% 左右的中国晚期肺腺癌病人存在 *EGFR* 基因突变，而西方白人病人只有 15% 左右。采用 *EGFR* 基因敏感突变作为筛选标准的多个前瞻性对照研究一致表明，在 *EGFR* 基因敏感突变的晚期肺癌病人中，EGFR-TKI 的疗效明显优于传统化疗，不良反应更轻。而 EGFR-TKI 吉非替尼早期的一项关键性临床试验没有按照临床特征和 *EGFR* 基因突变状态筛选病人，使该试验结果没有达到预期的终点指标，并使该药在美国退市。吉非替尼坎坷的研发经历生动地说明了分子靶点的发现、确证、检测和适应证在分子靶向治疗中的重要性。

（三）分子靶向药物耐药机制研究

与传统的细胞毒类化疗药物一样，靶向药物也会出现耐药，探索耐药机制并采取有针对性的治疗策略是进一步提高疗效的关键。以 EGFR-TKI 为例，在晚期非小细胞肺癌 EGFR-TKI 治疗的病人中，约 50% 的耐药机制是 *EGFR* 20 外显子 T790M 突变，其他耐药机制还包括 *MET* 基因扩增和 *PIK3CA* 基因突变等，另有部分病人会出现病理类型改变，转化为小细胞肺癌。针对不同的耐药机制，应该采取不同的治疗策略。

五、分子靶向药物的临床应用

下面简单介绍几种临床常用的小分子靶向药物。

（一）EGFR-TKI

目前应用于临床的有吉非替尼、厄洛替尼和埃克替尼，其中埃克替尼是我国自主研发的首个 EGFR-TKI 药物。

1. 作用机制

EGFR-TKI 具有高度选择性，可直接作用于 EGFR 的胞内区，抑制或阻断酪氨酸激酶的自身磷酸化及底物的磷酸化，彻底阻断异常的酪氨酸激酶信号传导。

2. 适应证

适应于具有 *EGFR* 基因 19 或 21 外显子等敏感突变的局部晚期或转移性非小

细胞肺癌病人的治疗。

（二）伊马替尼

1. 作用机制

伊马替尼是一种非受体型酪氨酸激酶抑制剂，作用于 bcr-abl 酪氨酸激酶，抑制该激酶的活性。此外，它还是 c-kit 激酶的抑制剂，但它不影响其他刺激因子，如表皮生长因子等的信号传递。

2. 适应证

费城染色体阳性的慢性髓系白血病的慢性期、加速期或急变期；不能切除和（或）发生转移的胃肠道间质瘤的成人病人。

（三）依维莫司

1. 作用机制

依维莫司是一种口服的 mTOR 抑制剂，是西罗莫司的衍生物。mTOR 是一种存在于所有细胞，调控细胞生长、增殖和生存的关键性蛋白激酶。另外，依维莫司还可以下调血管内皮细胞生长因子（VEGF），抑制 VEGF 依赖性血管的生成反应。

2. 适应证

经 VEGFR 酪氨酸激酶抑制剂舒尼替尼或索拉非尼治疗进展的晚期肾细胞癌成年病人；无法进行手术切除的局部晚期或转移性胰腺源性神经内分泌肿瘤成年病人；与依西美坦联合治疗来曲唑和阿那曲唑治疗失败的晚期激素受体阳性、HER-2 阴性的绝经后乳腺癌病人；无需立即手术的复合型结节性硬化病相关的肾血管肌脂瘤成年病人；无法根治性切除的复合型结节性硬化病相关的室管膜下巨细胞星形细胞瘤儿童或成年病人。

（四）西达苯胺

1. 作用机制

西达苯胺是我国自主研发的选择性组蛋白去乙酰化酶（histone deacetylase，HDAC）抑制剂，主要针对与肿瘤的发生发展高度相关的第 I 类 HDAC 亚型（HDAC1、2、3）和 II B 类亚型 HDAC10，通过对特定 HDAC 亚型的抑制及由此产生的染色质重构与基因转录调控作用（即表观遗传调控作用），抑制肿瘤细胞周期、诱导肿瘤细胞凋亡，同时对机体的细胞免疫具有调节活性，诱导和增强自然杀伤细胞和抗原特异性细胞毒 T 细胞（cytotoxic T lymphocyte，CTL）介导的肿瘤杀伤作用。此外，西达苯胺还通过表现遗传调控机制；实现诱导肿瘤干细胞分化：逆转肿瘤细胞的上皮间充质表型转化等功能；从而在恢复肿瘤细胞的敏感性和抑制肿瘤转移、复发等方面发挥潜在作用。

2. 适应证

外周 T 细胞性淋巴瘤的二线治疗。

（五）克唑替尼

1. 作用机制

克唑替尼是间变性淋巴瘤激酶（anaplastic lymphoma kinase，ALK）抑制剂。ALK 最早在间变性大细胞淋巴瘤的一个亚型中被发现，2007 年报道了在非小细胞肺癌中发现染色体 2p 的倒位，造成棘皮动物微管相关类蛋白 4（echinoderm microtubule associated protein like 4，EML4）的 N 端与 ALK 的激酶区域融合产生个融合基因，后来的研究发现 EML4-ALK 倒位有多种变异。

2. 适应证

用于治疗 ALK 阳性的转移性非小细胞肺癌。

第三节 肿瘤的抗体治疗

　　肿瘤抗体疗法属于肿瘤生物疗法的一种。肿瘤生物疗法根据其制备方法可以分为三大类，其一为单克隆抗体（monoclonal antibody，mAb），其二为癌症疫苗及其他主动免疫治疗，其三为非特异性免疫治疗和其他佐剂。单克隆抗体治疗属于特异性被动免疫疗法的一种，是肿瘤生物疗法中最为成熟、应用最广泛的方法，同时它也属于特异性靶向治疗的范畴。早在两个多世纪以前，人们就已经开始认识到人体中抗体的存在，并对其特点和作用有了初步的理解，几十年前多克隆抗血清就已经应用于临床治疗某些特殊传染病。1975 年，乔治斯·克勒（Georges Kohler）和西萨·米尔斯坦（César Milstein）首次报道成功培育出世界上第一株能稳定分泌抗绵羊红细胞单一抗体的杂交瘤细胞株，开创了人类应用单克隆抗体技术的新纪元。单克隆抗体可以特异性结合至特定抗原表位，快速评估各种细胞的分子组成，因此迅速成为病理诊断和实验室研究的有力工具。单克隆抗体在医学和生物学中应用极其广泛，对促进医学和生物学的发展发挥了重大的推动作用，因此该发现也获得了 1984 年诺贝尔生理学或医学奖。

　　在 mAb 的发现之始，科学家就已经对其潜在的治疗价值非常重视，因为在理论上可以开发出针对癌细胞抗原的高度特异性药物用于肿瘤的靶向治疗。第一个在临床上评价的 mAb 药物为鼠源抗体，但是由于鼠源抗体所导致的机体免疫反应会快速清除治疗抗体，临床研究结果令人失望。之后基因工程技术的发展使得科学家可以改造鼠源的 mAb、定制人-鼠嵌合性抗体，或类似于天然人 IgG 的全人源化 mAb。这些经过改造的 mAb 不会被宿主的免疫系统视为外来抗原而快速清除，其半衰期类似于天然的人类免疫球蛋白，可以存在于病人的血液循环中，治疗水平达数月之久，并与人体免疫系统的效应细胞之间有良好的相互作用。1997 年，全球第一个治疗 B 细胞淋巴瘤的 mAb 药物利妥昔单抗被美国 FDA

批准上市，成为第一个肿瘤免疫靶向治疗的里程碑。经过多年的研究，许多以其为基础的肿瘤治疗和策略取得了巨大的成功，mAb 药物已经成为肿瘤综合治疗不可缺少的重要组成部分。

第四节　肿瘤内分泌治疗

肿瘤内分泌治疗又称肿瘤激素治疗，是指通过调节和改变机体内分泌环境及激素水平，进而治疗肿瘤的方法。

肿瘤内分泌治疗作为肿瘤全身治疗的主要手段之一，已有 100 余年历史。1896 年乔治·比特森（George Beatson）首次报道了 2 例晚期乳腺癌在采用卵巢切除术后肿瘤得到缓解；1939 年勒泽尔（Loeser）描述了雄激素对乳腺癌转移病例的治疗作用；1941 年查尔斯·布兰顿·哈金斯（Charles Brenton Huggins）等发现睾丸切除术和口服己烯雌酚对晚期前列腺癌疗效显著；20 世纪 60 年代中期大剂量黄体酮应用于晚期子宫内膜癌也获得了满意疗效。这些研究是肿瘤内分泌治疗的良好开端。人们逐渐认识到一些肿瘤的发生发展与激素失调有关。激素是由机体内分泌腺或内分泌细胞产生分泌的高效生物活性物质，其随血液循环到全身，可对靶器官发挥特有的作用，治疗中可应用一些激素或抗激素类物质使肿瘤生长环境发生变化，从而有效控制肿瘤。20 世纪六七十年代，科学家发现并分离出雌激素受体（estrogen receptor，ER），继而提出雌激素通过 ER 发挥生物学效应的理论，进一步为内分泌治疗奠定了理论基础，促进了内分泌治疗在肿瘤治疗中的广泛应用。

肿瘤内分泌治疗的进步有力地推动了肿瘤综合治疗的发展。内分泌治疗在肿瘤综合治疗中的地位越来越重，它毒性低、耐受性好，尤其对于激素依赖性肿瘤，内分泌治疗的效果有时甚至优于化疗。目前，对于前列腺癌、乳腺癌、卵巢癌，内分泌治疗常作为首选的治疗手段之一；白血病恶性淋巴瘤、甲状腺、肾及精囊的肿瘤，可由于内分泌治疗而发生有益改变。

一、肿瘤内分泌治疗作用机制

肿瘤内分泌治疗属于全身治疗，是肿瘤综合治疗的重要组成部分，它通过改变机体内分泌环境达到治疗肿瘤的目的，激素水平的改变是肿瘤内分泌治疗的关键。一些肿瘤细胞可表达激素受体，其生长和分裂受激素水平的影响，称为激素依赖性肿瘤，给予相应的激素或抗激素治疗，可产生抗肿瘤作用。激素依赖性肿瘤主要来源于激素靶器官，如乳腺癌、子宫内膜癌、卵巢癌、宫颈癌、前列腺癌等；还可来源于非激素靶器官，如部分胃癌、肝癌、大肠癌、黑色素瘤等肿瘤组织中也可检测到激素受体，内分泌治疗对这些肿瘤也有一定效果。肿瘤内分泌治疗机制主要包括两个重要的环节：降低激素水平和阻断激素与受体的结合。

（一）降低激素水平

下丘脑、垂体、靶腺体分别合成和分泌不同功能的激素，彼此间互相调节，形成下丘脑-垂体靶腺体轴，确保人体生理功能的正常发挥。①下丘脑：合成分泌促甲状腺激素释放激素、促肾上腺激素释放激素、促性腺激素释放激素（gonadotropin releasing hormone，GnRH）等下丘脑调节肽，这些下丘脑调节肽通过垂体门脉系统到达腺垂体，刺激或抑制垂体激素的分泌；②腺垂体：在下丘脑调节肽的促激素作用下释放促甲状腺激素促肾上腺激素、促性腺激素等，调节下游的靶腺体如甲状腺、肾上腺、卵巢和睾丸等的激素水平；③靶腺体：作为外周内分泌器官，在下丘脑、垂体的中枢调节作用下合成和分泌甲状腺素、糖皮质激素、雌激素、孕激素、雄激素等，作用于机体各个部位，调控生理功能。因此，降低激素水平可以通过两个途径实现，一是中枢水平抑制下丘脑调节肽的产生，致使下游激素合成和分泌减少；二是在外周水平抑制激素产生。

1. 中枢水平抑制激素产生

（1）通过促性腺激素释放激素类似物和拮抗剂来减少激素的产生。促性腺激素释放激素类似物（GnRHa）和 GnRH 拮抗剂可与 GnRH 竞争性结合垂体 GnRH 受体，减少垂体黄体生成素和促卵泡激素的分泌，从而降低雌激素、孕激素和雄激素的水平，这种方法也称为药物去势。GnRHa 是乳腺癌和前列腺癌内分泌治疗中最常用的一类去势药物，具有作用可逆、不良反应小的优点。GnRH 拮抗剂目前仅用于晚期前列腺癌的内分泌治疗，因不良反应较大而限制其临床应用。

（2）通过负反馈调节机制减少激素在下丘脑垂体靶腺体轴中的产生。下游激素水平增加，可以负反馈抑制上游激素水平，从而降低下游激素水平。①雌激素和雄激素：雌激素是前列腺癌内分泌治疗的常用药物，可通过负反馈抑制 GnRH 的分泌，减少雄激素的产生，治疗肿瘤；雄激素可通过负反馈减少雌激素的产生，对乳腺癌有一定的治疗作用，然而由于其不良反应较大，目前在乳腺癌治疗中的应用越来越少；②甲状腺素：在甲状腺癌的治疗中，补充甲状腺素不仅可以维持机体内甲状腺素水平，而且可以通过负反馈抑制下丘脑-垂体-甲状腺轴，降低促甲状腺激素的水平，抑制促甲状腺激素引起的甲状腺组织的生长，从而治疗甲状腺癌。

2. 外周水平抑制激素的产生

（1）手术去势是指一种通过手术的方法切除腺体而达到抑制腺体功能的内分泌治疗方法，包括双侧卵巢切除术和双侧睾丸切除术等。手术去势在乳腺癌和前列腺癌治疗中较常用，能够迅速、有效地降低激素水平，不良反应较小，去势后联合其他内分泌治疗可使疗效进一步提高。

（2）放射去势是指一种通过放射的方法破坏腺体，抑制腺体功能的内分泌治疗方法。主要用于卵巢去势，可使病人免于手术，但由于所需时间较长、定位不准确，卵巢功能阻断不完全或可造成毗邻器官的放射损伤，因而较少应用。

（3）抑制雄激素向雌激素转化。绝经后的女性，卵巢功能已经衰退，雌激素主要由肾上腺产生的雄激素经芳香化酶作用转化而成。芳香化酶存在于脂肪、肌肉、肝脏及乳腺等外周组织。芳香化酶抑制剂（aromatase inhibitor，AI）能抑制芳香化酶活性，进而阻止雄激素向雌激素转化，降低雌激素水平，达到治疗乳腺癌的目的。

（二）阻断激素与受体结合

雌激素、孕激素、雄激素等均属于类固醇类激素（甾体激素），呈脂溶性，易穿过细胞膜进入细胞内，与细胞液中的受体结合，形成活性复合物，进入细胞核，通过激活 DNA 转录过程，刺激细胞增殖。因此，阻断雌激素与 ER 结合或阻断雄激素与雄激素受体（androgen receptor，AR）的结合，可以抑制肿瘤细胞的生长，治疗肿瘤。常用的受体拮抗药物包括：①选择性雌激素受体调节剂（selective estrogen receptor modulator，SERM）。通过与雌激素竞争性结合 ER，阻断雌激素相关基因的表达，使癌细胞维持在 G_1 期，减慢细胞的分裂和生长，SERM 主要用于乳腺癌的治疗，是目前应用最为广泛的乳腺癌内分泌治疗药物。②雄激素受体拮抗剂。与内源性 AR 竞争性结合，抑制雄激素进入细胞核，阻断雄激素对前列腺癌的刺激作用。但单用此药，可以加速促黄体生成素（LH）和促卵泡激素（FSH）的生成，使血浆中睾酮和雌二醇水平增加，所以常要与 Gn-RHa 联合，两者是前列腺癌治疗的基本药物。

二、肿瘤内分泌治疗药物分类

药物治疗是肿瘤内分泌治疗的主要手段。根据作用机制不同，将内分泌药物分为：①减少激素产生药物；②阻断激素与受体结合药物；③其他。

三、内分泌治疗在肿瘤治疗中的应用

在肿瘤的综合治疗中，内分泌治疗是激素依赖性肿瘤重要的全身治疗手段，无论是在术前新辅助治疗、术后辅助治疗还是晚期解救治疗中均发挥着重要作用。下面重点介绍几种。

（一）乳腺癌的内分泌治疗

乳腺癌的内分泌治疗是基础有效的治疗方式，不仅能够降低术后病人的复发风险，提高（无病）生存率和总生存率，而且能够延长复发转移病人的无进展生存期，改善病人生活质量和延长总生存时间。与化疗相比，内分泌治疗不良反应轻，耐受性好，能长期应用。

1. 乳腺癌内分泌治疗的生物学基础

乳腺是激素反应器官，正常的乳腺上皮细胞含有多种激素受体，如 ER 和孕激素受体（progesterone receptor, PR），其生长发育有赖于多种激素的协调作用。乳腺发生癌变后，部分癌细胞可以保留全部或部分激素受体，生长发育仍受激素环境影响，即为激素依赖性肿瘤。已证实至少有 50%~60%的乳腺癌病人是有激素依赖性的，降低体内雌激素水平可以治疗乳腺癌。而有些细胞在癌变过程中，受体保留很少或完全丧失，生长不再受激素的调控，则属非激素依赖性肿瘤。雌激素主要通过 ER 介导的基因转录促使乳腺癌细胞增殖，此外尚可促进癌细胞自分泌和旁分泌多种生长因子如胰岛素样生长因子（IGF）、表皮生长因子（EGF）等，进一步促进乳腺癌细胞（包括非激素依赖性癌细胞）增殖，并对乳腺癌恶性表型的维持起到重要作用。

女性体内雌激素产生部位与月经状况有关：绝经前雌激素主要由卵巢产生，通过下丘脑-垂体-卵巢轴的反馈机制进行调控；绝经后卵巢萎缩，雌激素主要

由肾上腺分泌的雄激素在芳香化酶的作用下转变而来，由下丘脑-垂体-肾上腺轴进行调控。乳腺癌内分泌治疗通过阻断雌激素合成、降低雌激素水平和部分或全部阻断雌激素受体活性等方法，来改变肿瘤生长所依赖的内分泌环境，使肿瘤细胞增殖停止于 G_0/G_1 期，从而有效控制乳腺癌。

2. 乳腺癌内分泌治疗的指征和影响因素

激素依赖性乳腺癌是内分泌治疗的适应证。对于辅助治疗的病人，只要 ER 或 PR 阳性（免疫组化方法显示阳性细胞比例 ≥1% 为阳性界值），不论其年龄、月经状况肿瘤大小和区域淋巴结是否转移，术后都应该接受辅助性内分泌治疗。对于晚期乳腺癌病人，ER 或 PR 阳性是内分泌治疗的指征；而少数 ER 和 PR 阴性者也有因内分泌治疗而获益的机会。若病人符合以下条件：年龄>35 岁，辅助内分泌治疗后无复发生存（disease-free survival，DFS）>2 年，病情进展缓慢，骨和软组织转移及无症状的内脏转移，均可尝试给予内分泌治疗。

乳腺癌内分泌治疗的疗效受肿瘤细胞 ER 或 PR 表达强度和百分比影响，ER 或 PR 表达强度越强，百分比越高，从内分泌治疗获益的可能性越高。此外还受以下因素影响：乳腺癌的分子分型；病人年龄（是否绝经）；肿瘤转移部位；其他生物学指标等。

3. 乳腺癌内分泌治疗的方法

（1）手术及放射去势：手术及放射去势方法如前所述，但由于具有创伤性和不可道性，常常被药物去势所取代。

（2）药物治疗：内分泌药物治疗具有毒副反应小、治疗期间病人生存质量较高等特点，是治疗乳腺癌的主要方法。根据药物不同的作用机制，大致可以分为以下 5 类。

第一类为雌激素竞争性抑制剂，代表药物为他莫昔芬，雷洛昔芬、托瑞米芬等。不论绝经前或绝经后，均可应用此药。用法：口服，每天 20 mg，分两次或一次性服用，有血栓性疾病的病人慎用。乳腺癌术后辅助治疗时间以 5~10 年为宜，一般与化疗序贯应用。托瑞米芬的化学结构与他莫昔芬相似，常用剂量为 60 mg，口服，每日一次。

第二类为 AI，目前临床中常用第三代 AI，代表药物为非甾体类芳香化酶抑制剂（阿那曲唑和来曲唑）及甾体类芳香化酶抑制剂（依西美坦），用法分别为 1 mg、2.5 mg 与 25 mg。对于卵巢仍有功能的、尚未绝经的乳腺癌病人，AI 不仅无法有效降低体内高水平的雌激素，而且还会诱发异常排卵，并导致严重内分泌失调。因此绝经前病人禁用第三代 AI，除非双侧卵巢切除或同时采用药物性卵巢去势。

第三类为卵巢去势性药物，代表药物戈舍瑞林及亮丙瑞林。其最大优势是停药后月经有可能恢复。戈舍瑞林的用法：皮下注射，每 28 天一次，每次 3.6 mg。

第四类为 ER 拮抗剂（又称 ER 下调剂），以新型抗 ER 药物氟维司群为代表，主要作用机制为结合、阻断并下调 ER。由于氟维司群问世不久，对它的研究还有待深入。当前推荐用法：肌内注射，每 4 周一次，每次 250 mg 或 500 mg，目前证据表明 500 mg 更具优势。

第五类为孕激素类，代表药物是甲地黄体酮和甲羟黄体酮。孕激素具有增强食欲的作用，常用于晚期伴恶病质病人的支持治疗。

4. 乳腺癌内分泌治疗的应用

（1）新辅助内分泌治疗：是指术前进行的内分泌治疗。目的是对内分泌治疗敏感的乳腺癌原发病灶和区域淋巴结降期，从而提高乳腺癌的局部控制率，并为需要行乳房切除术的病人提供保留乳房的机会。

（2）辅助内分泌治疗：是指术后进行的内分泌治疗。对于 ER 和（或）PR 阳性的乳腺癌病人，术后都应该接受辅助内分泌治疗。辅助内分泌治疗不仅可以降低局部和远处复发风险，还可以提高总生存率，尤其适用于不能耐受化疗的老年病人和一般情况较差且伴有较多并发症的病人。

未绝经或围绝经期的病人可以选择的内分泌治疗方法包括：①他莫昔芬；②单用卵巢去势（手术或药物）；③卵巢去势+他莫昔芬。建议在完成辅助化疗后开始。

绝经后的内分泌治疗方法包括：①第三代 AI；②他莫昔芬；③他莫昔芬与 AI 交替应用。辅助内分泌治疗的推荐时限为 5~10 年。目前 5 年是内分泌治疗的标准治疗时间，对于高危病人推荐 10 年。

（3）解救内分泌治疗：是指对晚期转移性乳腺癌的内分泌治疗，主要目的是缓解症状、提高生活质量和延长生存期。由于内分泌药使用方便、疗效确切且毒性小，故特别适合于晚期乳腺癌的治疗。晚期乳腺癌的内分泌治疗的决策更需要个体化。总体原则是：①对于激素依赖型乳腺癌，除非是有明显症状的内脏转移急需化疗救治，否则应首选内分泌治疗；②内分泌治疗起效较缓慢，起效时间为 2~3 个月，但一旦有效，肿瘤缓解期较长。所以每种内分泌治疗措施都应尽可能长期应用，而不应过分苛求肿瘤的退缩，只要没有明确的证据显示肿瘤进展，切忌随意停药或换药。

（二）前列腺癌的内分泌治疗

内分泌治疗是前列腺癌的重要治疗手段，更是晚期前列腺癌的一线治疗方式，70%~80% 的病人可以通过内分泌治疗延缓和阻止肿瘤的生长。对于淋巴结阳性病人行根治性前列腺切除术和盆腔淋巴结清扫术后给予辅助内分泌治疗，可改善生存状况，降低局部复发风险。

1. 前列腺癌内分泌治疗的生物学基础

前列腺是雄激素依赖性器官，大多数前列腺癌生长依赖于雄激素（睾酮），减少或拮抗体内雄激素可使癌变的前列腺上皮细胞凋亡，抑制癌细胞生长。男性体内的雄激素主要由睾丸产生，通过下丘脑—垂体—睾丸轴的反馈机制进行调控，肾上腺皮质也可以分泌少量雄激素。

前列腺癌内分泌治疗以减少或拮抗雄激素为主要目的，并通过以下途径实现。①去势：去除产生睾酮的器官或抑制产生睾酮器官的功能；②阻断雄激素与其受体结合：应用抗雄激素药物，竞争性阻断雄激素与前列腺细胞上雄激素受体的结合；③抑制肾上腺来源的雄激素的合成；④抑制睾酮转化为作用更强的双氢睾酮。

2. 前列腺癌内分泌治疗方法

前列腺癌的内分泌治疗，从治疗方式上可分为5类，即单一去势治疗、单一抗雄激素治疗、最大限度雄激素阻断治疗、间歇内分泌治疗以及雄激素生物合成及转化抑制剂治疗。

（1）单一去势治疗：手术去势操作简单（双侧睾丸切除），可使睾酮迅速且持续下降至极低水平，但对病人的生活质量和心理状态有一定影响。

药物去势和手术去势疗效相当，可选药物包括雌激素、黄体生成素释放激素（LHRH/GnRH）类似物和LHRH/GnRH拮抗剂。虽然早期研究表明雌激素去势治疗可达到手术去势的疗效，但由于心脑血管等方面的不良反应发生率高，目前已很少用于前列腺癌的一线治疗。LHRH/GnRH类似物和LHRH/GnRH拮抗剂疗效相当。LHRH-a类似物是目前使用最广泛的去势药物，代表药物有亮丙瑞林、戈舍瑞林，适用于各期前列腺癌。目前LHRH/GnRH类似物已成为晚期前列腺癌药物去势的标准治疗方法之一。肿瘤侵及膀胱底部容易发生尿道梗阻或脊髓转移即将发生脊髓压迫的病人应慎用。

（2）单一抗雄激素治疗：抗雄激素药物分为类固醇类和非类固醇类。类固醇类药物不良反应显著，目前临床应用以非类固醇类药物为主。非类固醇类代表性药物是氟他胺、比卡鲁胺，该类药物在竞争性结合AR的同时，抑制雄激素对下丘脑的负反馈，促使垂体 LH 及 GnRH 分泌增多，刺激睾丸睾酮分泌，因而能够保持病人的性欲和性功能，但疗效也会降低。单一抗雄激素治疗较药物或手术去势疗效差，适用于局部晚期、无转移的前列腺癌的治疗。

（3）最大限度雄激素阻断（maximal androgen blockade，MAB）：是指应用手术或药物治疗同时去除或阻断睾丸和肾上腺来源的雄激素，常用的方法为去势与抗雄激素药物联合应用。虽然 MAB 目前已逐渐成为晚期前列腺癌病人常用的内分泌治疗方法，然而迄今多种方法的联合应用较单一去势并未显示出明显优势。

（4）间歇性内分泌治疗：约 80% 的病人在接受激素治疗后症状缓解，PSA 下降，但无论采用何种治疗方式，几乎所有的前列腺癌最终都会进展为激素非依赖性肿瘤；为了延长激素治疗的有效时间，戈登堡（Goldenberg）等采用了间歇性内分泌治疗（intermittent hormonal therapy，IHT）方法并取得了一定疗效。IHT 是指病人接受内分泌治疗直到睾酮下降至去势水平、PSA 降到正常水平以下，此时停止治疗，而后根据肿瘤发展情况（如 PSA 升高等）再次开始内分泌治疗。多采用 MAB 方法，也可单用药物去势。IHT 可延缓雄激素非依赖性前列腺癌出现时间，保留病人性功能，提高生活质量并降低治疗费用。但 IHT 不可应用于症状明显、病变发展迅速的病人。IHT 能否延长病人的生存期尚未得出结论，能否代替长时期的雄激素阻断治疗还需进一步的临床研究。

（5）雄激素生物合成及转化抑制剂：前列腺癌接受去势治疗后，体内仍存在低水平的雄激素。雄激素生物合成抑制剂可通过抑制雄激素合成途径的关键酶，从而抑制睾丸、肾上腺和前列腺癌细胞的雄激素合成。适用于无症状或症状轻微的转移性去势抵抗性前列腺癌（mCRPC），或不适合化疗的有症状的 mCRPC，以及化疗后进展的 mCRPC。代表药物为醋酸阿比特龙。

5α-还原酶特异性抑制剂通过抑制睾酮向作用更强的双氢睾酮的代谢转化，能够有效降低血液和前列腺内双氢睾酮的水平，从而治疗前列腺癌。代表药物为非那雄胺。

3. 前列腺癌内分泌治疗应用

（1）新辅助内分泌治疗：前列腺癌新辅助内分泌治疗是指对非转移性前列腺癌，在局部治疗前进行的系统性内分泌治疗。临床研究表明，部分病人的临床分期可能被低估，前列腺癌新辅助内分泌治疗可以减少肿瘤体积、降低临床分期、减少淋巴结浸润、降低前列腺切缘肿瘤阳性率、降低局部复发率。在放疗前进行的新辅助内分泌治疗可延长病人的生存期。

（2）辅助内分泌治疗：辅助内分泌治疗即根治性前列腺切除术或放疗后给予的内分泌治疗，其目的是治疗手术切缘残留病灶、残余的阳性淋巴结微小转移灶，提高远期存活率。采用的方法为最大限度雄激素阻断、药物或手术去势、抗雄激素治疗。多主张术后或放疗后立即开始辅助内分泌治疗，治疗时间最少应为18 个月。

（三）甲状腺癌的内分泌治疗

甲状腺癌是最常见的内分泌系统恶性肿瘤之一，90%以上属于分化型甲状腺癌（DTC）。促甲状腺激素抑制疗法作为 DTC 的经典治疗手段在临床上已沿用了近 80 年，促甲状腺激素抑制疗法是指 DTC 病人术后应用大剂量甲状腺激素将促甲状腺激素抑制至正常低限或低限以下，甚至检测不到的程度。

1. 甲状腺癌内分泌治疗的生物学基础

大量基础和临床研究数据均证实促甲状腺激素具有促进甲状腺细胞生长、促进^{131}I 摄取和甲状腺球蛋白合成的作用；此外，研究还发现甲状腺癌细胞表面存在促甲状腺激素受体。促甲状腺激素与癌细胞表面的受体结合后，主要通过腺苷酸环化酶途径升高细胞内环磷酸腺苷的水平，调节甲状腺特异性基因、甲状腺球蛋白、甲状腺过氧化物酶及钠-碘转运酶等的表达，调节甲状腺细胞的增生和分化情况。所以，甲状腺激素可以通过降低血清促甲状腺激素水平达到抑制残余甲状腺癌组织生长的目的。

2. 内分泌治疗的应用

目前临床上促甲状腺激素抑制治疗用药首选 L-T$_4$ 口服制剂。L-T$_4$ 的起始剂量因病人年龄和伴发疾病情况而异。以甲状腺已完全清除者为例：年轻病人直接启用目标剂量；50 岁以上的病人，如无心脏病及其倾向，初始剂量 50 μg/d；如病人有冠心病或其他高危因素，初始剂量为 12.5～25 μg/d，甚至更少，增量速度更缓、调整间期更长，并严密监测心脏状况。L-T$_4$ 最终剂量的确定有赖于血清促甲状腺激素的监测。L-T$_4$ 剂量调整阶段，每 4 周左右测定促甲状腺激素，达标后 1 年内每 2～3 个月、2 年内每 3～6 个月、5 年内每 6～12 个月复查甲状腺功能，以确定促甲状腺激素维持在目标范围内。

(四) 其他肿瘤的内分泌治疗

1. 子宫内膜癌的内分泌治疗

子宫内膜癌 ER 和 PR 的表达水平在女性生殖系统恶性肿瘤中均为最高。因此，内分泌药物治疗子宫内膜癌可能获得较好的疗效。子宫内膜癌内分泌治疗时建议常规检测子宫内膜癌组织 ER 和 PR 的表达，并将其作为指导内分泌治疗的指标。治疗反应取决于肿瘤组织的受体水平，受体水平高则对内分泌治疗反应好。用于子宫内膜癌的内分泌治疗药物除孕激素以外，还包括 GnRHa、AI、雌激素受体拮抗剂以及米非司酮等。

2. 卵巢癌的内分泌治疗

目前发现卵巢癌细胞中不仅存在 ER、PR，还表达 FSH、LH 受体及多种生长因子等，激素治疗卵巢癌屡见报道。治疗药物主要包括：孕激素、他莫昔芬、GnRHa。目前卵巢癌的内分泌治疗主要是在化疗之后应用，尚无化疗前使用内分泌治疗的研究报道。

3. 消化道肿瘤的内分泌治疗

内分泌治疗消化道肿瘤正引起人们的广泛兴趣，高效专一的内分泌激素及其受体拮抗剂的问世必将为消化道肿瘤提供一条非细胞毒性的治疗途径。奥曲肽是一种人工合成的生长抑素类似物，它可以缓解多种消化道内分泌肿瘤病人的症状和体征，如胃泌素瘤、血管活性肠肽瘤、类癌综合征、胰岛素瘤、生长激素释放激素瘤、胰高糖素瘤、胰源性异位、库欣综合征。关于奥曲肽治疗上述消化系统内分泌肿瘤的资料尚不多，目前不能对奥曲肽在这些内分泌瘤治疗中的地位做出结论性评价。

四、肿瘤内分泌治疗常见的不良反应及处理

目前临床中常用的肿瘤内分泌治疗药物主要包括 SERM、AI、性激素、抗雄性激素药物、GnRHa、GnRH 拮抗剂和其他类。

（一）SERM

目前常用药物包括他莫昔芬、托瑞米芬、氟维司群。他莫昔芬的不良反应一般较轻，主要包括潮热、胃肠道反应、月经紊乱、闭经、白带增多、阴道出血等。长期应用可导致视力障碍并增加子宫内膜癌和血栓栓塞性疾病的发生风险。一旦发现异常阴道出血要及时就诊，必要时进行宫腔镜检查或诊断性刮宫。而对良性病变及不典型增生，也应做积极处理，防止病情进一步加重。此外，即使没有阴道异常出血的症状，仍然需要每半年到一年做一次妇科检查。另一个值得重视的不良反应是血栓形成，病人多表现为浅表性静脉炎，一般不需要住院治疗。深静脉血栓形成导致严重的肺栓塞的发生率不足 1%，出现这种情况时，应停药并积极给予抗凝治疗。

托瑞米芬的化学结构与他莫昔芬相似，毒副作用也与他莫昔芬相似，虽有临

床研究显示托瑞米芬引发子宫内膜癌的危险性低于他莫昔芬，但临床验证两者致癌性并无显著差异。

氟维司群为新型抗雌激素受体药物，肌内注射剂，每月仅需使用一次，因无雌激素样作用，故不引起子宫内膜增生。因药物不进入中枢神经系统，故潮热发生率低。氟维司群不良反应较轻微，持续时间短暂，主要包括注射部位反应、乏力、头痛、潮热和胃肠道反应，一般不做处理或仅需对症治疗。

（二）AI

目前临床广泛应用的是第三代 AI，其不良反应通常为轻度至中度，主要包括骨关节痛、肌痛、潮热、体重增加、骨质疏松、血脂异常和阴道干涩。长期用药时应注意防范骨质疏松，在用药前可先行骨密度检查，开始治疗后定期复查骨密度。根据骨密度的情况，在不同阶段选用不同程度的抗骨质疏松治疗，必要时可以使用双膦酸盐类药物来防止骨质丢失。

（三）性激素

性激素包括雌激素雄激素和孕激素。雌激素（己烯雌酚）不良反应发生率高，尤其在心血管方面的不良反应较严重，且难以避免，所以临床上已不作为一线用药。长期服用雄激素（丙酸睾酮和氟甲睾酮）可导致月经紊乱、痤疮、多毛、女性声音变粗、红细胞增多和肝功能损伤。长期服用孕激素（甲地黄体酮和甲羟黄体酮）可引起乳房疼痛、阴道出血、闭经、柯兴氏综合征、过度肥胖及血糖升高。

（四）抗雄激素药物

抗雄激素药物分为类固醇类和非类固醇。类固醇类药物的不良反应有性欲降低、勃起功能障碍等，少数病人可出现乳房胀痛、心血管毒性及肝功能异常。

由于类固醇类药物副作用大，现已较少用于前列腺癌的临床治疗。非类固醇类药物（氟他胺和比卡鲁胺）的不良反应包括乳房触痛、男性乳房女性化、腹泻、肝功能异常等。比卡鲁胺较氟他胺对 AR 亲和力高，耐受性好，腹泻发生率低，临床应用更为广泛。

（五）GnRHa、GnRH 拮抗剂

GnRHa 治疗乳腺癌时副作用轻，病人耐受性良好。该药物的不良反应主要为停经综合征，病人表现出易激动、烦躁、情绪忽冷忽热及失眠等状态；治疗前列腺癌时常见的不良反应有潮热、性功能减退及严重出汗。

（六）其他类

奥曲肽不良反应为轻到中度，短期应用可引起注射部位疼痛、恶心、腹痛、大便次数增加、脂肪便等，长期应用可能引起胆结石、胃炎。

长期使用超生理剂量甲状腺激素，会造成亚临床甲亢，特别是促甲状腺激素需长期维持在很低水平（<0.1 mU/L）时，可导致病人心血管病相关症状，住院和死亡风险增高。因此建议病人定期行心电图和超声心动图的检查，有心脏基础疾病或心血管疾病的高危因素者，必要时应针对性地给予地高辛、血管紧张素转换酶抑制剂或其他心血管药物治疗，并适当放宽促甲状腺激素抑制治疗的目标。减少甲状腺素剂量后，上述诸多受损情况可逆转。促甲状腺激素长期抑制带来的另一副作用是增加绝经后妇女骨质疏松症的发生率，并可能导致其骨折风险增加，对于此类病人要确保钙摄入 1000 mg/d，补充维生素 D 400~800 U（10~20 μg）/d。使用雌激素或双膦酸盐治疗的绝经后妇女、促甲状腺激素抑制治疗前或治疗期间达到妇女骨质疏松症诊断标准者，维生素 D 应增至 800~1200U（20~30 μg）/d，并酌情联合其他干预治疗药物（如双膦酸盐类、降钙素类、雌激素类、甲状旁腺激素、选择性雌激素受体调节剂类等）进行治疗。

第五章　肿瘤生物治疗

第一节　肿瘤生物治疗概论

一、肿瘤生物治疗的概念及发展简史

（一）肿瘤生物治疗的概念

肿瘤生物治疗是指应用生物反应调节剂，包含所有能够改变机体生物反应的生物制剂、化学制剂及生物技术方法等，它是一种通过免疫、基因表达和内分泌等生物调节系统或细胞信号转导通路及微环境来调节肿瘤病人机体的生物反应，从而直接或间接抑制肿瘤或减轻治疗相关不良反应的肿瘤治疗手段。

肿瘤生物治疗是多种治疗方法的总称，被誉为继手术、化疗和放疗后的第四种手段，在肿瘤治疗中发挥着日益重要的作用。

（二）肿瘤生物治疗的发展简史

肿瘤生物治疗至今已有 120 余年的历史，其发展大致经历了 3 个重要阶段。

1. 经验治疗始动的萌芽阶段

肿瘤生物治疗的思想起源于肿瘤的"自发消退"。1891 年，美国医师威廉·科利（William Coley）观察到一例肉瘤病人感染丹毒后肿瘤消退，由此萌生

了应用某些病原微生物抗肿瘤的概念。进一步研究后确认链球菌及黏质沙雷菌裂解物（当时被称为 Coley 毒素或 Coley 液）具有一定的抗肿瘤作用，这标志着肿瘤生物治疗的开始。在 Coley 的时代，现代免疫学尚未起步，人类对这种疗法的机制理解较浅，这时的肿瘤生物治疗处于萌芽状态，发展缓慢，属于经验治疗阶段。

2. 免疫学理论及技术带动的发展阶段

1909 年，保罗·埃尔利希（Paul Ehrlich）首次提出免疫系统可以抑制肿瘤。1967 年，Ehrlich 正式提出"肿瘤免疫监视"理论，认为免疫系统可以监视肿瘤的发生，并通过细胞免疫清除肿瘤细胞的机制阐明了肿瘤免疫治疗的合理性，为肿瘤免疫治疗奠定了理论基础。之后，杂交瘤技术的创立为单克隆抗体用于肿瘤治疗的基础与临床研究提供了必要条件；各种非特异性生物制剂（卡介苗、短小棒状杆菌、免疫核糖核酸和转移因子等）相继被发现并应用于临床，取得了一定的疗效；重组 DNA 技术和体外大容量细胞培养技术的进步，使细胞因子的大量生产和免疫细胞的体外扩增成为可能；20 世纪 80 年代中期，史蒂夫·罗森伯格（Steve Rosenberg）等用淋巴因子激活的杀伤细胞/L-2 治疗晚期肿瘤获得成功，开创了细胞因子和过继细胞免疫治疗的先河。这一时期，肿瘤生物治疗在免疫学理论及技术进步的基础上取得了长足发展。20 世纪 70 年代末 80 年代初，生物反应调节剂的概念被提出，它是指通过所有能够改变机体的生物反应，达到抑制或治疗肿瘤的制剂和方法。由于当时技术手段和开发的产品有限，其主要包含细胞因子、免疫活性细胞、卡介苗和短小棒状杆菌等。当时生物治疗的概念等同于免疫治疗。

3. 先进生物学技术推动的突破性扩展阶段

20 世纪 80 年代之后，在细胞生物学、分子生物学、分子免疫学、基因工程技术和计算机技术发展的推动下，不仅是免疫治疗，各种可干预生物反应的新兴抗肿瘤治疗方法也不断涌现并应用于临床，成为肿瘤治疗的重要组成部分。1986 年，美国 FDA 批准 α 干扰素上市，被认为是现代免疫治疗临床应用的标志性事件。同年，全反式维 A 酸在急性早幼粒细胞白血病的治疗中取得良好效果，并在国际上公开发表，开创了肿瘤诱导分化治疗的先河。1991 年，美国国立癌症研究所（NCI）将基因治疗应用于黑色素瘤的治疗，开启了肿瘤基因治疗的序幕。1997 年，美国 FDA 批准了全球第一个单克隆抗体药物利妥昔单抗治疗 CD20 阳性的滤泡性淋巴瘤；2001 年，美国 FDA 批准了首个小分子酪氨酸激酶抑制剂（TKI）伊马替尼治疗慢性粒细胞白血病，成为靶向治疗临床应用的里程碑事件。

在此基础上，越来越多的学者认为，肿瘤生物治疗的范畴较免疫治疗更为广泛，免疫治疗仅仅是生物治疗的一个分支。分子靶向治疗、基因治疗、内分泌治疗、诱导分化治疗及干细胞治疗等因其机制均是通过干预机体的免疫、基因表达、内分泌及细胞信号转导通路等固有的生物调节系统，来改变机体的生物反应，从而在肿瘤综合治疗中发挥作用，故都应归属于肿瘤生物治疗的范畴。

肿瘤生物治疗认识上的革命性变化和先进生物学技术的强烈推动，使其进入了快速发展的新阶段，各种鼓舞人心的标志性事件层出不穷。2003 年，获美国 FDA 批准，首个用于临床研究的蛋白酶体抑制剂硼替佐米用于多发性骨髓瘤的治疗。同年，首个用于实体肿瘤治疗的 TKI 类药物吉非替尼被美国 FDA 批准用于治疗晚期非小细胞肺癌。2004 年，美国 FDA 批准基因治疗药物——重组抑癌基因 TP53 腺病毒应用于鼻咽癌等恶性肿瘤的治疗。同年，美国 FDA 批准全球第一个抗血管生成药物贝伐单抗用于结肠癌的治疗。2005 年，美国 FDA 批准首个多靶点激酶抑制剂索拉非尼用于晚期肾癌的治疗。2006 年，针对肿瘤表观遗传学异常的甲基转移酶抑制剂地西他滨和组蛋白去乙酰化酶抑制剂伏立诺地分别被美国 FDA 批准用于骨髓增生异常综合征和难治性皮肤 T 细胞淋巴瘤的治疗。2009 年，酪氨酸激酶激活通路的下游位点抑制剂 mTOR 抑制剂依维莫司获美国 FDA 批准用于晚期癌症的治疗。2010 年，自体树突状细胞（DC）疫苗普罗文奇被美国 FDA 批准治疗内分泌治疗失败的无症状转移性前列腺癌。2011 年，免疫负调控抑制剂 CTLA-4（cytotoxic T lymphocyte antigen-4，CTLA-4）人源化单克隆抗体伊匹单抗被美国 FDA 批准用于晚期黑色素瘤的治疗；2014 年，另一类免疫检查点抑制剂 PD-1 单克隆抗体 Pembrolizumab 和 Nivolumab 先后被美国 FDA 批准用于晚期黑色素瘤的治疗。2014 年 7 月，嵌合抗原受体（chimericantigenreceptor，CAR）T 细胞 CTL019 获得美国 FDA "突破性疗法" 认定，用于治疗难治、复发性急性淋巴细胞白血病。2015 年，美国 FDA 先后批准 PD-1 单克隆抗体 Nivolumab 和 Pembrolizumab 用于晚期非小细胞肺癌的治疗。其间，上述各种药物的同类新药不断涌现，且各种药物获美国 FDA 批准的肿瘤治疗适应证也在不断扩大。

从以上发展历程来看，生物治疗是基于肿瘤发病机制和分子特征的治疗，在目前强调精准医疗的医学模式下，生物治疗相较于传统治疗方法，更能体现精准医疗的特征。正如美国 "2000 年国际肿瘤生物免疫治疗年会" 总结报告所述："生物治疗是目前医疗界知道的唯一一种有望彻底消灭肿瘤细胞的治疗手段，21 世纪是肿瘤生物治疗的时代。"

二、肿瘤生物治疗的分类及方法简介

（一）肿瘤生物治疗的分类

肿瘤生物治疗已经成为当前肿瘤治疗最活跃的研究领域之一，其涉及的范围越来越广泛，涵盖的领域越来越多。其分类较繁琐，并没有严格的界限。目前临床常用的分类方法如下。

1. 按照生物治疗作用机制不同

可归为：①免疫治疗；②基因治疗；③分子靶向治疗；④内分泌治疗；⑤诱

导分化治疗；⑥组织工程和干细胞治疗。由于各种治疗方法存在着多重作用机制，部分治疗方法的作用机制又尚未完全明确，所以按照机制进行的归类之间存在着重叠和交叉。如单克隆抗体既属于免疫治疗又属于分子靶向治疗；免疫基因治疗采用基因转染技术增强机体免疫应答能力，既属于免疫治疗，又属于基因治疗；内分泌治疗、诱导分化治疗及针对表观遗传学异常的治疗等又都可归属于分子靶向治疗。

2. 按照生物反应调节剂的性质不同

可归为两种。①生物制剂治疗：主要包括蛋白类及多肽类制品（如细胞因子、单克隆抗体、微生物类免疫调节剂和多肽肿瘤疫苗等）、细胞类制品（如过继免疫细胞、干细胞、细胞肿瘤疫苗等）、核酸类及多糖类制品（如基因治疗、反义寡核苷酸、多糖类免疫调剂和基因肿瘤疫苗等）；②化学制剂治疗：主要包括化学合成的药物（如酪氨酸激酶抑制剂、芳香化酶抑制剂等）和从天然物质中提取的物质（如三氧化二砷等）。

由于生物治疗的飞速发展、手段不断丰富，其所包含的内容及分类尚无统一标准。但是，随着人们对生物治疗认识的深入，其理论和机制将不断被阐明，生物治疗的分类也会逐渐明确、清晰。

（二）肿瘤生物治疗的手段

1. 肿瘤免疫治疗

肿瘤免疫治疗是指应用自身免疫系统来抑制或杀伤肿瘤的治疗，是目前最受关注的肿瘤治疗手段之一。可根据免疫反应的种类不同将其归为特异性免疫治疗和非特异性免疫治疗两大类。

（1）特异性免疫治疗：主要包括肿瘤疫苗、特异性 T 细胞治疗及抗体治疗。①肿瘤疫苗，主要是指利用肿瘤细胞或肿瘤抗原物质免疫机体，使宿主免疫系统产生针对肿瘤抗原的抗肿瘤免疫应答。目前已有多种肿瘤疫苗在临床应用，在美国 clinicaltrials. gov 网站登记的肿瘤疫苗的临床试验达 1500 多项，其中 170 多项进入Ⅱ期临床研究，预期将会有更多的肿瘤疫苗进入临床应用。②特异性 T 细胞治疗，包括细胞毒性 T 细胞和基因修饰 T 淋巴细胞（CART、TCR 修饰的 T 细胞等）；③单克隆抗体治疗，利用抗体的免疫学特性，例如抗体依赖的细胞毒性（antibody dependent cellular cytotoxicity，ADCC）和补体依赖的细胞毒性效应等特异性地杀伤肿瘤细胞，如利妥昔单抗治疗弥漫性大 B 细胞淋巴瘤和滤泡性淋巴瘤；另外，单克隆抗体可以与放射性核素、细胞毒药物、重组融合蛋白等活性物质偶联形成结合抗体，使活性物质特异性的作用于肿瘤组织，提高疗效，降低毒副作用，如 T-DMI 由曲妥珠单抗与细胞毒药物美坦新连接而成，用于 HER-2 过表达的转移性乳腺癌病人的二线治疗。

（2）非特异性免疫治疗：主要包括非特异性过继性细胞治疗和非特异性免疫调节剂治疗。①非特异性过继性细胞治疗，目前应用于临床的非特异性免疫细胞主要有 NK 细胞、γδT 细胞、NKT 细胞及 CIK 细胞等，并已显示了良好的应用前景；②非特异性免疫调节剂，主要有微生物制剂（卡介苗、短小棒状杆菌等）、多糖类（香菇多糖、云芝多糖等）、免疫组织提取物（胸腺素类等）、细胞因子类（白介素、干扰素、肿瘤坏死因子和集落刺激因子等）及免疫负调控细胞或分子的抑制剂（例如，CTLA-4 的人源化单克隆抗体 Ipilimumab、PD-1 单克隆抗体 Pembrolizumab 和 Nivolumab）等。这些非特异性免疫调节剂并不是直接作用于肿瘤，而是通过活化免疫系统，间接发挥抗肿瘤的作用。

2. 肿瘤基因治疗

肿瘤基因治疗是指应用基因转移技术将外源基因导入人体，直接修复和纠正肿瘤相关基因的结构和功能缺陷，或间接通过增强宿主的防御机制和杀伤肿瘤的能力，从而达到抑制和杀伤肿瘤细胞的目的。目前，有关基因治疗的临床试验中半数以上为肿瘤的基因治疗，并有两项基因治疗药物已获得中华人民共和国国家食品和药品监督管理局批准在我国上市；CART 细胞技术是基因治疗与免疫治疗结合的典范，其通过基因修饰 T 细胞，能够极大地增强抗原识别、T 细胞活化以及杀伤功能，CTL019 已获得美国 FDA "突破性疗法" 认定，用于治疗难治、复发性急性 B 淋巴细胞白血病。当然，实现高效靶向安全的精准基因治疗还有许多理论和技术问题有待解决，包括如何寻找更富杀伤力的目的基因；如何将基因安全、高效地导入到肿瘤治疗部位；如何与其他肿瘤治疗手段有机地结合起来等问题。这些问题一旦获得解决，将会为肿瘤的治疗开创一片新天地。

3. 肿瘤分子靶向治疗

肿瘤分子靶向治疗是以肿瘤发生、发展中的关键分子为靶点，应用有效的阻断剂干扰其细胞信号转导通路及微环境达到治疗肿瘤的目的。这是临床应用较多且发展最快的生物治疗领域之一。在临床上有代表性的应用有两种。①针对肿瘤细胞本身的靶向治疗：TKI 伊马替尼治疗慢性粒细胞白血病和胃肠间质瘤；EGFR-TKI 吉非替尼、厄洛替尼和埃克替尼治疗非小细胞肺癌；西妥昔单抗治疗结肠癌以及曲妥珠单抗治疗乳腺癌；甲基转移酶抑制剂地西他滨治疗骨髓增生异常综合征；蛋白酶体抑制剂硼替佐米治疗多发性骨髓瘤等。②针对肿瘤微环境的靶向治疗：人源化的抗血管内皮生长因子贝伐单抗治疗结直肠癌、乳腺癌和非小细胞肺癌。由于靶向治疗需要特定的靶点，只有部分肿瘤病人可从目前的靶向治疗中获益，且靶向治疗的耐药问题也不容忽视。随着对肿瘤发生、发展机制及异质性更深入的研究和探索，将会有更多新的分子靶向药物问世，为肿瘤治疗提供更为有效的方法，推动肿瘤精准医疗的发展。

4. 肿瘤内分泌治疗

肿瘤内分泌治疗也是生物治疗的方法之一，主要通过调节和改变对某些肿瘤生长起着重要作用的机体内分泌环境及激素水平，达到肿瘤治疗的目的。肿瘤内分泌治疗机制主要包括两个重要的环节：降低激素水平和阻断激素与受体的结合。常用药物有黄体生成素释放激素类似物和拮抗剂、选择性雌激素受体调节剂和芳香化酶抑制剂等。激素依赖性肿瘤如乳腺癌、前列腺癌、子宫内膜癌等可通过内分泌治疗降低复发风险、延长无进展生存期、提高生活质量和延长总生存时间。内分泌治疗已成为肿瘤综合治疗中非常有效的生物治疗手段之一。

5. 肿瘤诱导分化治疗

肿瘤诱导分化治疗是指应用某些化学物质使肿瘤细胞的形态特征、生长方式、生长速度和基因表达等表型向正常细胞接近，甚至完全转变为正常细胞的治疗方法，这些物质称为分化诱导剂。如全反式维 A 酸已成功地应用于急性早幼粒细胞白血病（acute promyelocytic leukemia，APL）的治疗并彻底改变了该病的预后。继之，同样具有诱导分化功能的三氧化二砷成功用于该病治疗，尤其对复发耐药的 APL 显示了良好的疗效。其他如维生素 D、小剂量阿糖胞苷等，其临床应用价值尚需要进一步研究证实。

6. 组织工程和干细胞治疗

干细胞可分为胚胎干细胞（embryonic stem cell，ES）和成体干细胞（adult stem cell，AS）。由于伦理和法律的制约，目前的研究主要集中在成体干细胞。其中，造血干细胞的研究发展最为成熟，造血干细胞移植已经成为血液系统肿瘤的主要治愈性方法之一。而间充质干细胞易于获取和制备，在细胞替代治疗、组织工程和再生医学中也具有广泛的应用前景，并因其具有特异地向多种肿瘤组织迁移、免疫原性低等特性，将有可能成为抗癌药物的载体应用于肿瘤的治疗。诱导性多潜能干细胞（induced pluripotent stem cell，iPS 细胞）为将特定基因或是特定基因产物（蛋白质）等导入已分化的体细胞（如：皮肤的成纤维细胞等）中，使该体细胞成为具备 ES 细胞的多分化能力，iPS 细胞与 ES 细胞相比，避免了免疫排斥和伦理道德问题。iPS 细胞的建立进一步拉近了干细胞和临床疾病治疗的距离，其在细胞替代性治疗以及发病机制的研究、新药筛选等方面具有巨大的潜在价值。此外，肿瘤干细胞学说的出现及对其的深入研究有助于对肿瘤的发生、发展、转归机制和生物学特征进行深入了解，在肿瘤的预防、诊断和治疗方面也有重大意义。

三、肿瘤生物治疗在综合治疗中的应用

肿瘤生物治疗方法众多，与传统的手术、化疗、放疗的联合应用已在临床中广泛开展，成为肿瘤治疗过程中不可或缺的一部分。

（一）在以手术治疗为主的肿瘤综合治疗中的应用

对于早期实体肿瘤病人，手术治疗占有重要地位。多数生物治疗方法可参与到手术前后的新辅助治疗和辅助治疗中。

1. 在新辅助治疗中的应用

目前可用于新辅助治疗的生物治疗方法有分子靶向治疗和内分泌治疗。术前分子靶向治疗应用最多的是小分子激酶抑制剂伊马替尼，该药被推荐为可切除但伴有明显手术风险的胃肠道间质瘤病人的治疗首选。单克隆抗体联合化疗也是临床常用的新辅助治疗手段，如贝伐单抗、西妥昔单抗（针对 $K-ras$ 基因野生型病人）联合化疗治疗结直肠癌可使原发灶和转移灶转化为可切除病灶，从而提高根治性切除率；曲妥珠单抗在 HER-2 阳性的局部晚期乳腺癌的新辅助治疗中也显示了良好疗效。新辅助内分泌治疗应用的范例为非转移性乳腺癌，在术前应用内分泌治疗可起到降期的目的，从而提高乳腺癌局部控制率，改善预后。

2. 在辅助治疗中的应用

目前可用于术后辅助治疗的肿瘤生物治疗方法有免疫治疗、内分泌治疗和分子靶向治疗。①免疫治疗：主要包括非特异性免疫调节剂和过继性细胞免疫治

疗。根治性手术后，一方面，肿瘤负荷去除，免疫系统的抑制作用解除；另一方面，创伤、全麻等因素可导致机体免疫力低下。此时可应用免疫治疗增强机体免疫功能，有效降低复发风险。例如，皮肤黑色素瘤病人术后应用大剂量的干扰素α-2b 治疗，从而延长病人的无复发生存期和总生存期。②内分泌治疗：对于激素受体阳性的乳腺癌、前列腺癌病人术后辅助内分泌治疗可降低局部和远处复发风险，提高总生存率。③分子靶向治疗：小分子激酶抑制剂中伊马替尼可应用于部分高度侵袭危险性胃肠道间质瘤的辅助化疗；对 HER-2 阳性的早期乳腺癌病人，12 个月的曲妥珠单抗辅助治疗是标准疗法。其他如小分子抑制剂、EGFR 或 VEGF 单克隆抗体等目前尚不推荐用于辅助治疗中。当然，目前尚无定论，相关研究正在进行中。

（二）在非手术的肿瘤综合治疗中的应用

非手术的恶性肿瘤综合治疗多以全身治疗为主，主要针对的是晚期实体肿瘤及血液系统肿瘤。鉴于生物治疗特异性好，毒副作用小的优势，这是其应用的主要领域。

1. 肿瘤生物治疗的单独应用

目前，主要用于以下两种情况。①部分肿瘤的一线治疗选择：某些生物治疗方法在肿瘤综合治疗中单独应用的疗效超越了传统化疗，如 EGFR-TKI 厄洛替尼、吉非替尼已经成为药物敏感性 EGFR 突变的晚期非小细胞肺癌的一线治疗方案；分化诱导剂全反式维 A 酸的应用使 APL 早期死亡率明显降低，治愈率明显提高；TKI 伊马替尼、尼洛替尼和达沙替尼也已成为慢性粒细胞白血病慢性期的首选治疗药物。②晚期病人无法耐受高强度的方案而选择单一生物治疗方案：由于生物治疗相对副作用小、耐受性好，适用于无法耐受高强度方案治疗的肿瘤病人，如晚期乳腺癌病人的解救性内分泌治疗等。

2. 肿瘤生物治疗与化疗的联合应用

肿瘤生物治疗可与化疗同时应用或交替应用，通过不同的作用机制起到提高综合治疗疗效的目的。化疗可通过增强肿瘤细胞免疫原性、去除免疫抑制以及调节免疫应答反应等方式增强免疫治疗效果；而生物治疗能够逆转肿瘤细胞的化疗耐药，提高肿瘤细胞对化疗敏感性并降低化疗的毒性作用。如单克隆抗体和化疗的同时应用优于单纯化疗，可改善肺癌、胃癌、乳腺癌和大肠癌等肿瘤晚期病人的预后；地西他滨联合化疗能有效延缓骨髓增生异常综合征的疾病进展；硼替佐米和化疗同时应用显著改善了多发性骨髓瘤病人的预后；过继性细胞治疗和一些化疗药物的交替使用，能够改善机体免疫抑制状态，增强免疫治疗的疗效，改善总体生存率。非特异性免疫调节剂贯穿于治疗过程的应用也有助于化疗效果的提高。

3. 肿瘤生物治疗与放疗的联合应用

肿瘤生物治疗与放疗具有协同作用。放疗不仅可以直接杀伤肿瘤细胞，而且可以通过上调肿瘤细胞表面免疫分子的表达，增强肿瘤细胞的免疫原性，促进抗原提呈细胞的活化和成熟，促进 T 细胞的活化，故放疗可提高免疫治疗的疗效。同时，应用血管生成抑制剂可改善肿瘤区域血管紊乱的情况，可提高肿瘤对放疗的敏感性。

4. 肿瘤生物治疗与介入治疗的联合应用

肿瘤生物治疗与介入治疗联合应用主要有两种方式：①以介入治疗为引导技术，实现各种生物治疗的局部应用。如局部瘤内注射非特异性免疫调节剂过继免疫细胞；定向导入基因、放射性核素偶联的单抗等。②介入治疗和生物治疗的联合应用，达到协同抗肿瘤作用。介入治疗后局部肿瘤组织坏死，更多肿瘤抗原表位表露，肿瘤免疫原性增强，联合免疫治疗效果更佳。还有血管内介入治疗后，血管闭塞导致机体 VEGF 因子分泌增多，此时联合抗 VEGF 的单克隆抗体等抗血管生成的治疗，可显著提高疗效。

5. 多种肿瘤生物治疗方法的联合应用

多种肿瘤生物治疗方法作用机制不同，可从不同环节起到协同抗中瘤作用。目前临床应骨的方式多种多样，如过继性细胞治疗联合细胞因子治疗、分子靶向治疗联合单克隆抗体治疗、内分泌治疗联合分子靶向治疗、过继性细胞治疗联合靶向治疗等。这些疗法产生了一定的协同抗肿瘤作用，但尚需大规模临床试验的循证医学证据支持。

（三）在肿瘤综合治疗中作为支持治疗的应用

肿瘤生物治疗可以作为一种支持治疗手段应用于肿瘤综合治疗中。由于各种生物治疗方法的作用机制不同，在支持治疗中所起的作用也各不相同。如粒细胞集落刺激因子（granulocyte colony stimulating factor，G-CSF）和自体造血干细胞移植能为肿瘤放化疗引起的骨髓抑制提供有效的预防和治疗方法，使放化疗的剂量得以提高而改善疗效。免疫功能低下的晚期肿瘤病人应用免疫治疗作为支持治疗，有助于免疫功能的恢复、防治各种病原体感染及帮助其他治疗手段顺利实施。此外，应用组织工程技术或干细胞治疗以达到肿瘤病人损伤组织修复和受损器官功能重建的目的，也是生物治疗在肿瘤支持治疗中的研究方向之一，但尚需要进一步研究探索，完善临床前研究后才能进入临床应用阶段。

第二节　肿瘤免疫治疗

一、肿瘤免疫治疗的基础

肿瘤免疫治疗通过调动宿主的免疫机制，通过主动或被动的方法来增强病人机体的免疫功能，从而达到抑制或杀伤肿瘤细胞的目的。肿瘤免疫治疗的原理是通过增强机体的抗肿瘤免疫应答和打破机体对肿瘤的免疫耐受而产生抗肿瘤作用，是肿瘤生物治疗的主要手段之一。

免疫系统能够识别肿瘤是肿瘤免疫治疗的一个前提。在细胞的恶性转化过程中，新出现或过度表达的抗原物质总称为肿瘤抗原。肿瘤细胞存在与正常细胞不同的抗原成分是机体免疫系统识别肿瘤细胞的基础，也是肿瘤免疫治疗的前提。肿瘤抗原是决定免疫治疗有效的关键因素之一。肿瘤抗原能够诱导机体产生特异性的免疫应答，是免疫系统识别肿瘤的分子基础。

免疫系统能够排斥肿瘤是肿瘤免疫治疗的另一个前提。20 世纪 60 年代，麦克法兰·伯内特（Macfarlane Burnet）在大量实验和临床证据的基础上提出了"肿瘤免疫监视学说"，认为机体体细胞在生长发育过程中时常发生突变，有些突变可能导致细胞的恶性转化，具有异常增殖能力的肿瘤细胞在体内形成时携带新的抗原决定簇，而机体免疫系统能够识别肿瘤抗原并特异性排斥突变细胞，使突变细胞在未形成肿瘤之前即被清除。当肿瘤发生后，机体可产生针对肿瘤抗原的适应性免疫应答，包括细胞免疫和体液免疫。免疫监视的作用在于识别和杀伤原位肿瘤，若肿瘤的生长逃脱了机体免疫监视功能的控制，其得以在体内继续生长并最终形成肿瘤。肿瘤能够在机体免疫系统正常的情况下发生，提示免疫监视学说有待完善。

根据肿瘤免疫编辑学说，临床诊断的肿瘤多处于免疫逃逸期。因此，肿瘤免疫治疗在强化抗肿瘤免疫应答的同时，需要打破肿瘤的免疫耐受。

二、肿瘤免疫治疗的分类

随着科学的进步与技术的创新，肿瘤生物治疗逐渐成为肿瘤综合治疗的第四大支柱，受到越来越多的关注。肿瘤免疫治疗作为这种新型肿瘤治疗方式的基石，能够通过调动宿主自身的免疫系统或使用生物制剂来调控机体的免疫反应以达到治疗肿瘤的目的。免疫治疗领域在近年来发展迅猛，一系列治疗策略已经成功运用于肿瘤治疗，作为最活跃的研究领域之一，其涉及范围广泛、涵盖内容丰富，分类也较繁琐，没有严格的界限。

肿瘤免疫治疗依据作用机制归为 3 类：主动免疫治疗也称肿瘤疫苗、被动免疫治疗和非特异性免疫调节剂治疗。主动免疫治疗的方式主要有肿瘤疫苗，被动免疫治疗的方式主要包括单克隆抗体治疗和过继性细胞免疫治疗，非特异性免疫调节剂治疗的方式主要有免疫佐剂（如卡介苗、咪喹莫特）和细胞因子治疗等。

（一）肿瘤的主动免疫治疗——肿瘤疫苗

肿瘤疫苗是利用肿瘤细胞或肿瘤抗原物质诱导机体的特异性细胞免疫和体液免疫反应，调节机体的免疫功能从而达到预防或治疗肿瘤的目的。例如乙型肝炎病毒疫苗和人乳头状瘤病毒疫苗通过预防肝炎和宫颈炎的发生，能够减少肝癌和宫颈癌的发病率，这属于预防性肿瘤疫苗。目前研发的肿瘤疫苗主要是指利用灭活的肿瘤细胞、肿瘤细胞提取物、肿瘤抗原、肿瘤多肽或独特型抗体来免疫机体，诱导宿主免疫系统产生肿瘤特异性免疫应答，从而阻止肿瘤生长、扩散和复发，进行肿瘤治疗。肿瘤疫苗的优势在于可产生长期的免疫记忆，抗肿瘤作用持久。

目前常用的肿瘤疫苗策略有：直接将肿瘤抗原作为疫苗；或用热休克蛋白、树突状细胞作为载体；或用肿瘤抗原的编码基因重组到 DNA 质粒、病毒载体中进行表达；或将肿瘤全细胞、全细胞衍生物作为疫苗等。根据制备方法的不同，肿瘤疫苗主要分为以下几种：肿瘤细胞疫苗、树突状细胞疫苗、肿瘤多肽疫苗、核酸疫苗和抗独特型抗体疫苗等，目前已经有多个肿瘤疫苗被批准临床应用。

1. 肿瘤细胞疫苗

肿瘤细胞疫苗采用经物理、化学或生物学方法（如加热、放射线照射、神经氨酸酶酶解等）灭活的自体或异体肿瘤细胞作为疫苗，对肿瘤病人进行主动免疫治疗，刺激机体产生抗肿瘤免疫应答。优势在于富含肿瘤抗原，是研究最早、最多的肿瘤疫苗。肿瘤细胞疫苗包括肿瘤全细胞疫苗、肿瘤细胞裂解物疫苗和基因修饰的肿瘤疫苗。

为避免肿瘤种植，肿瘤全细胞疫苗必须经过可靠的灭活才能应用于临床。肿瘤细胞裂解物疫苗采用肿瘤细胞的裂解物或外泌小体（胞外体）等亚细胞结构，既可以保留肿瘤的抗原性，又可以保证疫苗的安全性，是肿瘤疫苗治疗常采用的方法。自体肿瘤疫苗由于肿瘤组织获取困难，制备过程复杂，以及机体存在免疫耐受等原因，临床应用有一定困难。异体肿瘤疫苗利用交叉抗原，可部分替代自体肿瘤疫苗，解决自体肿瘤细胞来源有限的问题。近年来多采用基因修饰的肿瘤疫苗，即采用分子修饰技术改变肿瘤细胞的免疫特性或遗传背景，以提高其免疫原性，进而诱导机体产生更强的免疫应答。如转染粒细胞-巨噬细胞集落刺激因子（GM-CSF）、共刺激分子 B7-1 等增强肿瘤细胞的免疫原性，或 TGF-β 反义核苷酸去除肿瘤的免疫抑制，提高抗肿瘤活性。

肿瘤细胞疫苗适用于：①经传统常规治疗仅部分缓解的病人，通过肿瘤细胞疫苗抑制或消除残存病灶；②经治疗后肿瘤完全消退，但复发转移风险高的病人；③应用传统治疗方法无效的病人。目前认为，肿瘤细胞疫苗的效果与残存病灶大小成反比，残存病灶越小，效果越好。此外，手术切除肿瘤后立即使用肿瘤疫苗来提高机体的免疫功能以杀伤微小转移灶和隐匿灶，是防止其复发、转移的最好时机。

2. DC 疫苗

DC 疫苗是通过肿瘤抗原与 DC 孵育后获得的肿瘤疫苗，是目前研究最热门的一种治疗性肿瘤疫苗。DC 广泛分布于机体各种组织器官中，是功能最强的专职抗原提呈细胞，具有激活 CD_8^+ 细胞毒性 T 细胞及 CD_4^+ 辅助性 T 细胞的功能，在免疫应答中处于中心地位。DC 作为疫苗具有增强诱导特异性抗肿瘤免疫反应的作用。DC 疫苗主要包括肿瘤抗原致敏的 DC 疫苗和基因修饰的 DC 疫苗。

截至目前，DC 疫苗已经在恶性黑色素瘤、前列腺癌、肾癌、淋巴瘤、骨髓瘤、白血病、乳腺癌、卵巢癌、脑胶质瘤、肺癌、结肠癌、胃癌、肝癌、胰腺癌等中进行了临床研究，并取得了部分成功。

3. 肿瘤多肽疫苗

肿瘤多肽疫苗是按照肿瘤抗原基因中的某段抗原表位的氨基酸序列，通过化学合成技术制备的疫苗。合成的多肽疫苗可直接与抗原提呈细胞表面的组织相容性复合物（MHC）分子结合并活化 T 细胞，从而诱导特异性抗肿瘤免疫反应，是目前抗肿瘤免疫治疗的一项重要策略。

目前多采用增加多肽长度、多种多肽联合与热休克蛋白联合等来提高疫苗的疗效。随着新的 T 细胞识别肿瘤抗原表位的不断发现，肿瘤多肽疫苗的应用会不断扩大。

4. 核酸疫苗

核酸疫苗也称基因疫苗或 DNA 疫苗，是利用基因工程技术将编码肿瘤特异性抗原的基因结合于表达载体上（重组病毒或质粒 DNA），再将疫苗直接注入体内，借助载体本身和机体内的基因表达系统表达出肿瘤抗原，从而诱导机体产生出特异性细胞免疫应答。核酸疫苗的特点是一旦目的基因在体内充分表达，将打破免疫耐受，显示出较强的免疫原性，能够长期稳定地诱导特异性的抗肿瘤免疫应答。目前，仅有少量关于核酸疫苗抗肿瘤的 I／II 期临床研究结果报道，集中在恶性黑色素瘤、前列腺癌、B 细胞淋巴瘤和肾癌等。多数研究均观察到核酸疫苗免疫后引起的细胞和体液免疫反应，治疗过程中未观察到严重的不良反应。

核酸疫苗的优势有：①它是诱导产生细胞毒性 T 细胞应答的、为数不多的方法之一；②不与染色体 DNA 整合，使用安全，在体内表达时间较长，易于诱发抗肿瘤免疫应答；③稳定性好，发生大量变异的可能性很小，易于质量监控；④生产成本低，便于大量生产，不需低温保存。缺点是：肿瘤抗原的表达差异很大，而长期低水平的肿瘤抗原常诱导免疫耐受。

5. 抗独特型抗体疫苗

抗独特型抗体疫苗是通过抗原与抗体结合的特异性，利用抗独特型抗体作为抗原的内影像来模拟抗原免疫机体。抗独特型抗体可部分代替相应的肿瘤抗原，特别是对于某些不易获得的肿瘤抗原或难以精确分离纯化的肿瘤抗原。独特型抗体多为鼠源性单克隆抗体，反复应用易诱导人体产生中和抗体，而人源化抗独特型抗体可避免上述反应。为增强免疫效果可将抗独特型抗体与大分子载体偶联，也可与 GM-CSF、IL-2 或其他细胞因子合用，增强抗独特型抗体的效果。

抗独特型抗体疫苗的最大优势在于它可将肿瘤抗原的表位结构转变为抗体表面的独特型决定簇，用后者来替代肿瘤抗原，在后期的治疗中不依赖于肿瘤标本的获取，不含真正的肿瘤蛋白，不产生像传统抗原疫苗一样的副作用，较为安全。然而，抗独特型疫苗的免疫应答水平一般较低，大剂量鼠源性免疫球蛋白能刺激机体产生抗异种蛋白的免疫反应和过敏反应。因此，在临床实际应用中，制备人源性抗独特型疫苗，提高抗独特型疫苗的免疫原性，以及细胞工程和基因工程相结合等方面亟待深入研究。

（二）肿瘤的被动免疫治疗

被动免疫治疗又称为过继性免疫治疗，是被动地将具有抗肿瘤活性的细胞或免疫制剂输入肿瘤病人体内，以达到治疗肿瘤的目的，它不需要机体产生初始免疫应答，适用于已经没有时间或能力产生初始免疫应答的晚期肿瘤病人。被动免疫治疗包括过继性细胞治疗和单克隆抗体治疗，这里主要介绍过继性细胞治疗。过继性细胞治疗是通过分离自体或异体的免疫效应细胞，经体外激活并回输病人体内，直接杀伤肿瘤细胞或激发机体产生抗肿瘤免疫反应。

1. 细胞因子诱导的杀伤细胞（CIK）

CIK 是外周血单个核细胞经抗 CD3 单克隆抗体、IL-2、IFN-γ、JL-1α、肿瘤坏死因子（TNF）-α 等多种细胞因子体外诱导分化获得的一群异质细胞。由于该群细胞呈 $CD3^+CD_{56}^+$ 表型，故又称 NK 细胞样 T 淋巴细胞，同时具有 NK 细胞的非相容性复合物限制特点和 T 淋巴细胞强大的抗肿瘤活性，是继淋巴细胞因子活化的杀伤细胞（LAK）治疗后又一个在临床上广泛开展的过继性细胞免疫治疗方法。

2. 自然杀伤细胞（NK）

NK 细胞是机体重要的免疫细胞，被认为是机体抗感染、抗肿瘤的第一道天然防线，可识别 MHC-I 表达下调或缺失的肿瘤细胞，无需抗原预先致敏即可通过多种机制杀伤肿瘤细胞，具体如下。①直接杀伤机制：通过分泌穿孔素、颗粒酶杀伤靶细胞；分泌 TNF-α、IFN-γ 等多种细胞因子，通过与靶细胞表面相应受体结合而杀伤靶细胞；通过死亡配体介导靶细胞凋亡；上调细胞表面 Fc 受体的表达，通过抗体依赖的细胞毒性效应杀伤靶细胞。②间接杀伤机制：通过 NK 细胞上的 CD27 和肿瘤细胞的 CD70 作用，使 NK 细胞释放穿孔素、细胞因子，从而激活 CTL 进一步杀伤肿瘤细胞；通过 NK 细胞表面的 NKG2D 识别 T 细胞的 DAP10，作为共刺激信号激活 T 细胞，从而引起特异性免疫反应；释放 IFN-γ、IL-12 等多种免疫调节性细胞因子，增强机体的抗肿瘤免疫反应。

3. 自然杀伤 T 细胞（natural killer T cell，NKT）

该细胞同时具有 NK 细胞和 T 淋巴细胞的特征性膜标记，主要为双阴性或 CD8 低表达细胞，也包含 CD4 阳性细胞。与其他 T 淋巴细胞群相比，NKT 细胞具有独特的限制性表达 TCR 库，其中 T 细胞受体（T cell receptor，TCR）具有恒定的 α 链和多克隆的 β 链。

4. γδT 细胞

γδT 细胞是一类 TCR 由 γ 和 δ 肽链组成的 T 细胞，多不表达 CD_4、CD_8 分子，仅占正常人外周血中的 5% ~ 10%。γδT 细胞介于获得性免疫与天然免疫之间，其杀伤肿瘤细胞的机制主要涉及穿孔蛋白途径和 Fas/FasL 介导的细胞凋亡途径，也可以通过 NK 样受体，像 NK 细胞一样直接识别蛋白质或肽类抗原，以非 MHC 限制性方式杀伤肿瘤细胞。人的 γδT 细胞主要成为两个亚群，即 Vγ9vδ2T 细胞亚群和 Vδ1T 细胞亚群，前者主要存在于外周血液循环，而后者通常仅占外周血的一小群，却是上皮和黏膜组织中 γδT 细胞的主要类型。既往研究证实 Vγ9vδ2T 细胞具有细胞毒作用，其非 MHC 限制性抗肿瘤活性使其成为潜在的肿瘤免疫治疗方式。此外，加入二亚甲氨基二膦酸（N-BPs，如唑来膦酸）、小剂量 IL-2 可使 Vγ9vδ2T 细胞在体外大量扩增并使过继性回输至病人体内成为可能。过去，相较 Vγ9vδ2T 细胞，外周血中 Vδ1T 细胞得到的关注较少。然而，近期有研究报道，外周血中 Vδ1T 细胞在体外能杀伤血液系统恶性肿瘤及多种上皮来源的实体肿瘤。同时，采用 PHA 加 IL-17 体外扩增 Vδ1T 细胞为以 Vδ1T 细胞为基础的过继性免疫治疗应用于临床提供了新的方法。

5. 供者淋巴细胞输注（DLI）

大量研究发现，肿瘤复发率在异基因干细胞移植后明显低于同基因移植，而前者的肿瘤复发率与移植物抗宿主病（GVHD）的程度呈负相关。减少淋巴细胞输注的数量或去除 CD_8^+T 淋巴细胞可以降低 GVHD 的发生，但伴随复发率的增加，表明供者的淋巴细胞具有抗癌作用。

目前，供者淋巴细胞输注已成为慢性粒细胞白血病异基因骨髓移植后复发和 EBV 相关淋巴瘤的主要治疗方式。慢性粒细胞白血病异基因移植后，60% 以上的复发病人在 DLI 治疗后可以获得分子生物学水平上的完全缓解，疗效通常出现在治疗后几周到几个月，符合 T 细胞介导的获得性免疫应答。

6. 基因修饰 T 淋巴细胞

提高淋巴细胞的肿瘤特异性是过继性细胞免疫治疗研究的一个热点。基因修饰 T 淋巴细胞是利用基因转移技术对 T 淋巴细胞进行基因修饰，增强 T 细胞的特异性免疫能力且保持其持久活性，同时能够克服肿瘤自身的免疫逃逸机制，提高抗肿瘤效应。基因修饰 T 淋巴细胞技术主要包括：对 TCR 进行基因修饰的 T 细胞治疗技术和嵌合抗原受体（chimeric antigen receptor，CAR）修饰的 T 细胞治疗技术。对 TCR 进行基因修饰的 T 细胞治疗技术，即通过分离抗原特异性 TCR 基因并将其转导至初始 T 细胞中，使初始 T 细胞表达外源 TCR 并获得特异性识别抗原的能力，在短期内获得大量抗原特异性 T 细胞。CAR 修饰的 T 细胞治疗技术是利用基因工程技术，将肿瘤相关抗原的单链抗体可变区片段、共刺激分子和激活 T 细胞的信号转导肽链连接起来，由此重组而成的嵌合受体经逆转录病毒或慢病毒包装后将 CARs 导入淋巴细胞，特异性地与肿瘤细胞表达的相应抗原结合，然后经由信号肽激活相应的效应细胞，通过非 MHC 限制的方式对肿瘤细胞产生杀伤效应。

（三）非特异性免疫调节剂治疗

非特异性免疫调节剂主要包括效应细胞刺激剂和免疫负调控抑制剂。效应细胞刺激剂主要通过刺激效应细胞发挥作用，如 α 干扰素、IL-2、咪喹莫特和卡介苗等；免疫负调控抑制剂则通过抑制免疫负调控细胞或分子发挥作用。

1. 效应细胞刺激剂

α 干扰素是第一个被证实具有抗肿瘤活性的细胞因子，其具有免疫调节、抗增殖、诱导分化、促凋亡、抗血管生成等多种作用，目前已被美国 FDA 批准用于毛细胞白血病、慢性淋巴细胞白血病、非霍奇金淋巴瘤、卡波西肉瘤、黑色素瘤、多发性骨髓瘤和肾癌的治疗。IL-2 能够调控 T 细胞和 NK 细胞等淋巴细胞的生长，目前已被美国 FDA 批准用于治疗黑色素瘤和肾癌。大剂量 IL-2 治疗转移性肾癌的客观反应率和完全缓解率为 21% 和 7%，5% 的病人能够长期无病生存（5~10 年以上）。

2. 免疫负调控抑制剂

近来，新的非特异性免疫调节剂不断涌现，如 1-甲基-色氨酸通过抑制 IDO 的活性，降低肿瘤微环境中色氨酸的浓度，从而负向调控调节性 T 细胞的功能，再如抗 4-1BB 单克隆抗体通过活化 CD8$^+$T 细胞促进 IFN-γ 分泌，从而发挥抗肿瘤作用等。这些发现将进一步推动肿瘤免疫治疗的快速发展。

三、肿瘤免疫治疗的疗效评价

肿瘤免疫治疗在近年来发展迅猛，得到越来越多临床医务工作者的认可，并广泛用于多种恶性肿瘤的治疗。与传统的放疗、化疗相比，免疫治疗发生毒副作用的概率更低，对改善病人的生活质量作用更加明显，病人对其耐受性更好。然而，相比于传统治疗，免疫治疗的作用机制不同，需要诱导机体产生特异性抗肿瘤免疫应答或通过改变固有免疫过程产生有效的杀伤性抗肿瘤应答，因而发挥效应通常需要更长的时间，且多表现为生活质量的提高和生存期的延长。肿瘤免疫治疗后的短期肿瘤负荷增加不一定是由于肿瘤生长所致，也可能是由于暂时的免疫细胞浸润引起的，而这种情况往往发生在出现明显的抗肿瘤效应之前。此外，新病变也可能来源于那些原先无法用影像学检测发现的微小瘤灶中的大量 T 淋巴细胞浸润所导致的局部炎症反应。因此，使用传统的 WHO 标准或实体瘤疗效评价标准很难对肿瘤免疫治疗的临床疗效进行准确的解读和确切的评价。

参考文献

[1]   唐劲天.临床肿瘤学概论[M].北京:清华大学出版社,2011.

[2]   朱雄增,蒋国梁.临床肿瘤学概论[M].上海:复旦大学出版社,2005.

[3]   王冠军,赫捷.肿瘤学概论[M].北京:人民卫生出版社,2013.

[4]   曾益新.肿瘤学[M].4版.北京:人民卫生出版社,2014.

[5]   万德森.临床肿瘤学[M].4版.科学出版社,2015.

[6]   汤钊猷.现代肿瘤学[M].3版.上海:复旦大学出版社,2011.

[7]   魏于全.肿瘤学[M].2版.北京:人民卫生出版社,2015.

[8]   周际昌.实用肿瘤内科治疗[M].北京:人民卫生出版社,2010.

[9]   孙燕,石远凯.临床肿瘤内科手册[M].5版.北京:人民卫生出版社,2007.

[10]   张清媛.肿瘤学概论[M].北京:人民卫生出版社,2010.

[11]   储大同.当代肿瘤内科治疗方案评价[M].北京:北京大学医学出版
    社,2010.